Melanie Harling

Der Bedarf an Prävention und Gesundheitsförderungsmaßnahmen bei Beschäftigten in Pflegeberufen

Validierung der Nurse-Work Instability Scale

Melanie Harling

Der Bedarf an Prävention und Gesundheitsförderungsmaßnahmen bei Beschäftigten in Pflegeberufen

Validierung der Nurse-Work Instability Scale

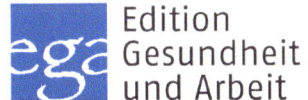

Edition
ega Gesundheit
und Arbeit

© 2016
Edition Gesundheit und Arbeit,
Schriftenreihe des CVcare, Band 4

Der Bedarf an Prävention und Gesundheitsförde-
rungsmaßnahmen bei Beschäftigten in Pflegeberufen
Validierung der Nurse-Work Instability Scale

2. Auflage

Universitätsklinikum Hamburg-Eppendorf (UKE),
Martinistraße 52, 20246 Hamburg
www.uke.de

Herausgeber
Prof. Dr. med. Albert Nienhaus
a.nienhaus@uke.de

Autor
Melanie Harling

Redaktion
Claudia Wohlert

Lektorat
Angelika Buchholz, Frankfurt

Gestaltung
Ethel Knop, Essen

Verlag
tredition GmbH, Hamburg
ISBN: 978-3-8495-8166-4

Printed in Germany

Bibliografische Information der Deutschen Nationalbibliothek
Die Deutsche Nationalbibliothek verzeichnet diese Publikation in der Deutschen Nationalbibliografie;
detaillierte bibliografische Daten sind im Internet über http://dnb.d-nb.de abrufbar.

Inhaltsverzeichnis

Vorwort Herausgeber

Die Edition Gesundheit und Arbeit (ega) ist eine Schriftenreihe des Competenz-zentrums für Epidemiologie und Versorgungsforschung bei Pflegeberufen (CVcare) am Universitätsklinikum Hamburg-Eppendorf (UKE).

In der *ega* werden die Arbeitsergebnisse des CVcare publiziert. In ihr werden unter anderem hochwertige Diplom-, Master- und Bachelorarbeiten sowie Dissertationen und Habilitationen veröffentlicht.

Mit der *ega* soll die Diskussion im deutschsprachigen Raum über effektive und effiziente Wege zur Verbesserung des Gesundheitsschutzes, der betrieb-lichen Gesundheitsförderung und des betrieblichen Gesundheitsmanagements unter besonderer Berücksichtigung der betrieblichen Wiedereingliederung geför-dert werden. Die *ega* ist eine Plattform für interdisziplinäre Beiträge aus der arbeitsweltbezogenen Gesundheitsforschung. Die Disziplinen Psychologie, Arbeits-medizin, Gesundheitswissenschaften, Gesundheitsökonomie, Rehabilitations- und Versorgungsforschung sollen damit zusammengeführt und zum gegenseitigen Austausch angeregt werden.

Das CVcare ist eine universitäre Forschungseinrichtung am UKE, deren Grund-finanzierung durch eine Stiftung der Berufsgenossenschaft für Gesundheitsdienst und Wohlfahrtspflege (BGW) sichergestellt wird. Das CVcare kooperiert daher eng mit der BGW, insbesondere mit deren Forschungsabteilung Grundlagen der Prävention und Rehabilitation (GPR).

Das CVcare stellt epidemiologische Daten zur Arbeits- und Gesundheitssituation von Pflegekräften und anderen Beschäftigten im Gesundheitswesen und in der Wohlfahrtspflege zur Verfügung. Angebote zur arbeitsweltbezogenen Ge-sundheitsförderung, Prävention und Rehabilitation werden unter besonderer Berücksichtigung des demografischen Wandels im Sinne der Versorgungsforschung überprüft. In praxisorientierten Projekten werden Vorschläge zur Verbesserung die-ser Angebote entwickelt.

Hauptthemen des CVcare sind die Arbeitssituation älterer Beschäftigter in der Pflege, arbeitsbedingte Beschwerden des Bewegungsapparates (MSB), Infek-tionsrisiken mit den Schwerpunkten Tuberkulose und multiresistente Erreger (MRE), psychosoziale Belastungen am Arbeitsplatz mit dem besonderen Schwerpunkt Gewalt am Arbeitsplatz sowie die Evaluation der Rehabilitationsleistungen der BGW und anderer Träger der gesetzlichen Unfallversicherung (GUV).

Der vierte Band der Edition Arbeit und Gesundheit (ega) beinhaltet die Promotionsarbeit von Melanie Harling zur Validierung der Nurse-Work Instability Scale. Dieser Fragebogen erlaubt es, Pflegekräfte mit einer drohenden Arbeitsunfähigkeit wegen Beschwerden des Bewegungsapparates zu identifizieren. So können frühzeitig und gezielt Maßnahmen zur Prävention eingeleitet werden. Insofern hat Frau Harling mit ihrer Arbeit einen wichtigen Beitrag zur Prävention von Muskel-Skelett-Beschwerden und -Erkrankungen bei Pflegekräften geleistet. Die Promotion erfolgte an der Universität Bremen im Fachbereich Public Health und wurde von Prof. Dr. Dietrich Milles betreut.

Hamburg, im April 2014   Prof. Dr. med. Albert Nienhaus

Vorwort Autor

Durch die demografische Entwicklung in Deutschland wird eine deutliche Zunahme kranker und pflegebedürftiger Menschen prognostiziert, wodurch bis 2020 ein Mehrbedarf von 500.000 Pflegekräften erwartet wird, der kaum gedeckt werden kann. Damit stellt sich für die akademische Disziplin der Public Health die Aufgabe Pflegekräfte gesund und motiviert bis zum Renteneintritt im Beruf zu halten, wozu die vorliegende Arbeit ihren Beitrag leisten soll.

Mit diesem Thema war ich seit 2008, zunächst von der Berufsgenossenschaft für Gesundheitsdienst und Wohlfahrtspflege (BGW), beauftragt. Mit Gründung des „Competenzzentrum Epidemiologie und Versorgungsforschung bei Pflegeberufen (CVcare)" zu Beginn des Jahres 2010 wurde die Bearbeitung des Themas von mir am Universitätsklinikum Hamburg-Eppendorf fortgeführt.

In Deutschland war mit Ausnahme der unter Harling et al. (2010a) bereits veröffentlichten Teile der hier dargestellten Ergebnisse allerdings bisher unbekannt wie viele Pflegekräfte von einem vorzeitigen Berufsausstieg betroffen sind. Aufgrund dessen wurde in Kooperation mit der Deutschen Rentenversicherung anhand von Routinedaten untersucht, welche Unterschiede zwischen Beschäftigten aus Pflegeberufen und aus anderen Berufsgruppen bei medizinischen Rehabilitationen und bei Erwerbsminderungsrenten bestehen. Die Ergebnisse lassen die These zu, dass Rehabilitationsleistungen bei Muskel-Skelett-Erkrankungen in Pflegeberufen nicht den gewünschten langfristigen Erfolg haben. Damit wird die Bedeutung von Prävention und Gesundheitsförderung zur Vermeidung von Chronifizierungen von Erkrankungen und zur Vermeidung eines frühzeitigen Berufsausstiegs bei Pflegekräften unterstrichen.

Um solche Angebote jedoch zu ermöglichen und effizient zu gestalten fehlte es bislang an Screening-Instrumenten. Daher wurde in der vorliegenden Arbeit die Validierung der Nurse-Work Instability Scale (Nurse-WIS) vorgenommen, die eine drohende Langzeit-Arbeitsunfähigkeit und Erwerbsminderungsrente bei Pflegekräften erfassen soll, wobei die Untersuchungsplanung auf einem Workshop der Deutschen Gesellschaft für Epidemiologie diskutiert und als Kurzbeitrag veröffentlicht wurde (Harling et al. 2010b). Die Ergebnisse zeigen, dass die Skala geeignet ist gefährdete Pflegekräfte mit Bedarf zur Prävention und Gesundheitsförderung zu identifizieren und somit könnte die Skala einen hohen Stellenwert beim frühzeitigen Einsatz von geeigneten Maßnahmen und damit für den Aufgabenbereich der „Public Health" einnehmen.

Abstract

Due to the demographic trend in Germany, a significant increase in the number of people who are ill or in need of care is forecast, which would lead to a requirement of 500,000 additional healthcare workers by 2020. This demand is unlikely to be met, however, because healthcare workers tend not to stay in their careers for very long and often suffer from stress and musculoskeletal disorders. This means that in future the workload of nursing care will have to be borne to a large extent by employees over the age of fifty. The academic discipline of public health is thus confronted with the task of keeping healthcare workers healthy and motivated and at work until they reach retirement age, and this paper is intended to contribute toward fulfilling this task.

In Germany it has hitherto not been known how many healthcare workers leave their careers early and what leads them to do so. That is why data from Deutsche Rentenversicherung, the German statutory pension insurance agency, has been analysed to find out what differences exist between employees in healthcare and those in other professions regarding medical rehabilitation and disability pension benefits. Rehabilitation was found to be more frequent among healthcare workers due to musculoskeletal disorders, and they ran a greater risk of reduced capacity to work after rehabilitation. They also drew disability pension benefits, granted by the agency for people whose capacity to work is reduced due to illness or invalidity, more frequently—even though they had often made use of rehabilitation services at least once before drawing their disability pension. The question is, therefore, whether rehabilitation is failing to have the desired long-term successful effect for musculoskeletal disorders among healthcare workers. This conjecture underscores the importance of prevention and health promotion to stop complaints from becoming chronic and healthcare workers from leaving their professions early.

Until now, however, there have been no methods of screening available by which to identify endangered healthcare workers and allow for the efficient use of preventive and health-promoting services. That being the case, the Nurse-Work Instability Scale (Nurse-WIS), a screening instrument used to identify the risk of long-term incapacity to work and the need for disability pension benefits among healthcare workers, was validated accordingly. The scale was shown to be an economical, reliable and valid instrument. It was also found to have a good forecasting function and be capable of predicting a risk of long-term incapacity to work and entitlement to disability pension benefit. The Nurse-WIS is therefore suitable for use in identifying endangered healthcare workers who are in need of prevention and health promotion, and the scale could thus prove extremely useful in indicating a need to make use of suitable interventions at an early stage

1. Einleitung

Die Anzahl älterer Menschen steigt derzeit und in Zukunft in Deutschland deutlich an (Brambrink et al. 2005, Bickel 2001, Dietz 2001). Durch diese Entwicklung wird die Kranken- und Altenpflege vor neue Herausforderungen gestellt, da im Zuge der Alterung der Gesellschaft eine deutliche Zunahme kranker und pflegebedürftiger Menschen prognostiziert wird (Statistische Ämter des Bundes und der Länder 2010). Zudem wird vermutet, dass in Zukunft Pflegebedürftige häufiger von professionellen Diensten versorgt werden als im familiären Umfeld (Statistisches Bundesamt 2007). Aufgrund dieser Schätzungen wird bis 2020 mit einem Mehrbedarf von 500.000 Pflegekräften gerechnet (Bundeskonferenz der Pflegeorganisationen 2006). Dieser Bedarf an professionellen Pflegekräften kann jedoch kaum gedeckt werden, da die Anzahl der Menschen im erwerbsfähigen Alter weiter abnimmt und die Verweildauer in Pflegeberufen eher gering ist (Statistisches Bundesamt 2009, Behrens et al. 2008, Hackmann 2010). Das bedeutet, dass die Arbeitslast in der Pflege in Zukunft zu einem großen Teil von über 50 Jahre alten Beschäftigten getragen werden muss.

Gleichzeitig gehen die Arbeitsbedingungen in Pflegeberufen mit psychosozialen Belastungen und Stress einher und Beschäftigte in Pflegeberufen weisen ein erhöhtes Risiko für die Entstehung von muskuloskeletalen Erkrankungen auf, insbesondere im Bereich des Rückens (Ando et al. 2000, Hofmann et al. 2002, Menzel 2004, Zimber 1998, Zimber et al. 2000, Siegrist & Rödel 2005, Glaser et al. 2007). Für Langzeit-Arbeitsunfähigkeit sind Erkrankungen des Muskel-Skelett-Systems die häufigste Ursache, psychiatrische Erkrankungen, wie depressive Episoden, die zweithäufigste, und ältere Arbeitnehmer sind häufiger betroffen (Bödeker & Zelen 2008).

Aufgrund dieser sich gegenseitig bedingenden Faktoren wird in Fachkreisen vermutet, dass sich die Lage auf dem Sektor der Kranken- und Altenpflege in Deutschland weiter zuspitzen wird und die Gesundheitsversorgung der Bevölkerung gefährdet ist. Damit stellt sich eine gesamtgesellschaftliche Aufgabe und neben der Politik ist vor allem auch die akademische Disziplin der „Public Health" gefragt.

Zunächst soll jedoch der Begriff Public Health, wie er in der vorliegenden Arbeit verwendet wird, erläutert werden. In erster Linie bedeutet Public Health die Gesundheit der Bevölkerung. Genauer wird Public Health von Hofmann und Schwartz (1992, S. 6) definiert. Demzufolge wird die Gesundheit der Bevölkerung von mehreren Faktoren beeinflusst. Zum einem wird sie von der sozialen, der technischen sowie von der natürlichen Umwelt, zum anderen von individuellen Faktoren wie den Anlagen, dem Verhalten, dem Lebensstil und der Erwerbsarbeit bestimmt. Weitere Faktoren sind die Möglichkeiten zur Inanspruchnahme und die Wirksamkeit von Gesundheitsleistungen sowie die subjektiven Wahrnehmungen und Wertvorstellungen. Die Aufdeckung der Zusammenhänge dieser Faktoren stellt die Forschungsaufgabe und die Umsetzung dieser Erkenntnisse stellt die praktische Aufgabe von Public Health dar (Hofmann & Schwartz 1992, S. 6). Die vorliegende Arbeit befasst sich mit der Forschungsaufgabe. In Teil 1 wird zunächst das Public-Health-Problem in dem Sektor der Kranken- und Altenpflege, erzeugt durch den demografischen Wandel, näher betrachtet. Diese Problematik wird durch Determinanten wie die Erwerbsfähigkeit bzw. die Arbeitsunfähigkeit und den Verbleib von Pflegekräften bis zum Eintritt der Regelaltersrente mitbestimmt. Des Weiteren sollen die Belastungen und Beanspruchungen sowie die Verweildauer von Beschäftigten in Pflegeberufen und der Nutzen von Präventionsmaßnahmen diskutiert werden. Abschließend wird die Ziel- und Fragestellung der vorliegenden Arbeit dargestellt.

1.1 Der demografische Wandel in Deutschland – ein zwei-dimensionales Public-Health-Problem in der Kranken- und Altenpflege

Wegen der zunehmenden Alterung der Gesellschaft wird eine Zunahme von Krankenhausbehandlungen sowie von Pflegebedürftigen prognostiziert. Ein besonderer Schwerpunkt sind dabei die Ausgaben im Krankenhauswesen. Mit einem Anteil von über 25% an allen Gesundheitsausgaben und einer absoluten Höhe von 67 Milliarden € im Jahr 2008 ist das Krankenhauswesen einer der kostenintensivsten Bereiche. 1992 lagen die Ausgaben für den stationären Bereich noch bei 43 Milliarden €, die Steigerung beträgt seitdem ca. 56% (Statistische Ämter des Bundes und der Länder 2010). Es ist davon auszugehen, dass diese höhere Behandlungshäufigkeit und die damit einhergehenden Kosten mit dem demografischen Wandel in Zusammenhang stehen. Grund ist der kontinuierliche Anstieg der Lebenserwartung, der durch den medizinischen Fortschritt, durch den Zugang zu Gesundheitsleistungen, durch eine veränderte Lebensweise und durch eine geringere körperliche Belastung ermöglicht wird. Gleichzeitig nimmt mit steigendem Alter aber die Intensität der Erkrankungen zu und ältere Menschen sind heute häufig nicht mehr nur von einer Krankheit, sondern von einer Vielzahl von Erkrankungen, also von Multimorbidität betroffen. Dies wiederum führt dazu, dass ältere Menschen häufiger und länger im Krankenhaus verweilen (Leidl 2003).

Auch die Zahl der Pflegebedürftigen wird unter Zugrundelegung eines Status-Quo-Modells zwischen 2007 und 2020 um knapp ein Drittel und von 2007 bis 2030 um 50% ansteigen (Statistische Ämter des Bundes und der Länder 2010). Zudem wird sich der Trend zur professionellen Pflege fortsetzen (Hackmann 2010). In Zukunft werden Pflegebedürftige häufiger in Alten- und Pflegeheimen oder von ambulanten Diensten versorgt als im familiären Umfeld. So ist von 1999 bis zum Jahresende 2009 die Anzahl der Personen, die in Heimen vollstationär versorgt wurden, um 27,5% gestiegen, während die Zahl der zu Hause Versorgten in diesem Zeitraum nur um 12,3% zugenommen hat. Bei der Pflege zu Hause ist zudem bei den ambulanten Pflegediensten mit 33,7% ein deutlich höheres Wachstum zu verzeichnen als für Pflegegeldempfänger (3,7%), die ohne professionelle Hilfe ihre Angehörigen versorgen (Statistisches Bundesamt 2007). Aufgrund dieser Schätzungen wird bis 2020 mit einem Mehrbedarf von 500.000 Pflegekräften gerechnet (Bundeskonferenz der Pflegeorganisationen 2006).

Dieser Bedarf an professionellen Pflegekräften kann jedoch aufgrund der demografischen Entwicklung kaum gedeckt werden. Nach Angaben des statistischen Bundesamts zählten im Jahr 2008 69% der Menschen im erwerbsfähigen Alter zur Altersgruppe der 20- bis 49-Jährigen und 31% waren 50 bis 64 Jahre alt. Bis 2024 wird der Anteil der älteren Erwerbsfähigen auf etwa 40% ansteigen (Statistisches Bundesamt 2009).

In Pflegeberufen ist dieser Trend heute schon erkennbar. Laut dem Institut für Arbeitsmarkt- und Berufsforschung (IAB) ist von 1999 bis 2010 der Anteil der über 50-jährigen Beschäftigten in der Krankenpflege bzw. bei Hebammen von 12,2% auf 25,5% gestiegen. Bei den sozialpflegerischen Berufen, zu denen die Altenpflege gezählt wird, stieg dieser Anteil zwischen 1999 bis 2010 von 19,3% auf 30,6% an (Institut für Arbeitsmarkt- und Berufsforschung der Bundesagentur für Arbeit 2012). Andererseits zeigt sich, dass Ausbildungsplätze in der Alten- und Krankenpflege nicht ausreichend besetzt werden. Während die Nachfrage nach qualifiziertem Personal weiter ansteigt, nahm der Anteil der Auszubildenden in der Gesundheits- und Krankenpflegende im Zeitraum von 2000 bis 2008 um 10% ab (Isfort et al. 2010).

Die Arbeitslast in der Pflege wird in Zukunft zu einem großen Teil von Beschäftigten über 50 Jahren getragen. Diese Entwicklung stellt die Pflege vor die Herausforderung, ältere Beschäftigte gesund, motiviert und erwerbsfähig bis zum Eintritt ins Rentenalter im Pflegeberuf zu halten, um die Gesundheitsversorgung der Bevölkerung zu gewährleisten.

1.2 Erwerbsfähigkeit, Arbeitsunfähigkeit, Erwerbsminderungs- und Altersrenten – Begriffsklärung

Bei der Diskussion über den demografischen Wandel und den daraus resultierenden Pflegekräftemangel ist es notwendig, die Begrifflichkeiten und Voraussetzungen, die unmittelbar einen Einfluss auf den Pflegekräftemangel haben, näher zu erläutern. Als eine Determinante für den Pflegekräftemangel ist zunächst die Erwerbsfähigkeit der Pflegekräfte zu nennen. Aber was genau bedeutet Erwerbsfähigkeit? Nach dem SGB II (2011) wird Erwerbsfähigkeit wie folgt definiert: „Erwerbsfähig ist, wer nicht wegen Krankheit oder Behinderung auf absehbare Zeit außerstande ist, unter den üblichen Bedingungen des allgemeinen Arbeitsmarktes mindestens drei Stunden täglich erwerbstätig zu sein" (SGB II,

2011). Treffender drückt es Milles (1998) aus: „Was den Griechen Genußfähigkeit und dem Mittelalter Glaubensfähigkeit, ist der kapitalistischen Gesellschaft die Erwerbsfähigkeit. Sie wird als Norm gesetzt, markiert Ziele sozialer Sicherung und ermöglicht deren Finanzierung." In Bezug auf die Situation im Sektor Kranken- und Altenpflege zeigt sich dies deutlich, denn die Erwerbsfähigkeit der Pflegekräfte, als Norm gesetzt, hat einen direkten Einfluss auf die soziale Sicherung im Sinne der Gesundheitsversorgung der Bevölkerung und ermöglicht deren Finanzierung, indem erwerbstätige Pflegekräfte soziale Abgaben für die Gesundheitsversorgung leisten (z. B. Krankenkassenbeitrag, Pflegeversicherung) und gleichzeitig aus diesen (über Umwege) ihren Lohn erhalten.

Wenn die Erwerbsfähigkeit nicht mehr oder nicht mehr in vollem Maße gegeben ist, spricht man von verminderter Erwerbsfähigkeit; dieser Begriff wurde in der gesetzlichen Rentenversicherung zum Jahresbeginn 2001 eingeführt. Bei einer verminderten Erwerbsfähigkeit tritt die Erwerbsminderungsrente in Kraft. Diese wird bewilligt, wenn aufgrund einer erheblichen gesundheitlichen Einschränkung eine Erwerbstätigkeit gar nicht mehr oder nur eingeschränkt möglich ist. Das System der Erwerbsminderungsrente ist zweistufig gestaffelt. Auf Basis der individuell berechneten Altersrente mit 60 Jahren sind zwei Leistungen vorgesehen. Dabei bildet die aus arbeitsmedizinischer Sicht festgestellte Erwerbsfähigkeit ein wichtiges Kriterium für die Rentenhöhe. Eine volle Erwerbsminderungsrente tritt bei einer verminderten Erwerbsfähigkeit von unter drei Stunden pro Tag in Kraft und eine halbe Erwerbsminderungsrente bei einer verminderten Erwerbsfähigkeit von drei bis unter sechs Stunden pro Tag. Der Anteil der Erwerbsminderungsrenten an der Gesamtberentung betrug 2004 etwa 20 %. Das durchschnittliche Alter beim Eintritt in die Erwerbsminderungsrente lag bei 50 Jahren. Psychiatrische Erkrankungen, Muskel-Skelett-Erkrankungen, Neubildungen (Krebs) und Krankheiten des Kreislaufsystems sind die häufigsten Diagnosen für eine Erwerbsminderung (Rehfeld 2006). Wenn im Zuge der demografischen Entwicklung der Anteil der Pflegekräfte mit einer verminderten Erwerbsfähigkeit zunimmt, wird sich die angespannte Lage in der Gesundheitsversorgung der Bevölkerung zuspitzen.

Die verminderte Erwerbsfähigkeit ist jedoch nicht zu verwechseln mit der Arbeitsunfähigkeit. Nach dem SGB V liegt Arbeitsunfähigkeit vor, wenn der Versicherte aufgrund von Krankheit seine zuletzt vor der Arbeitsunfähigkeit ausgeübte Tätigkeit nicht mehr oder nur unter der Gefahr der Verschlimmerung der Erkrankung ausführen kann. Bei der Beurteilung ist darauf zu achten, welche

Bedingungen die bisherige Tätigkeit konkret geprägt haben (Rechtsquellen der Kassenärztlichen Bundesvereinigung 2006). Zudem ist der Begriff der Langzeit-Arbeitsunfähigkeit zu erläutern. Diese wird nicht medizinisch, sondern sozialrechtlich definiert. Unter diesem Begriff versteht man in Deutschland eine Arbeitsunfähigkeit, die länger als 42 Tage dauert, da nach diesem Zeitraum die sechswöchige Entgeltfortzahlung durch den Arbeitgeber durch die Krankengeldzahlung der Krankenkassen ersetzt wird (Bödeker & Zelen 2008). Zu beachten ist allerdings, dass eine Langzeit-Arbeitsunfähigkeit häufig ein Durchgangsstadium zu einer Erwerbsminderung und damit zu einer Erwerbsminderungsrente darstellt (Gjesdal & Bratberg 2002). Langzeit-Arbeitsunfähigkeit bei Pflegekräften stellt also nicht nur durch den Ausfall von Arbeitskraft in der Pflege ein Problem dar, sie ist auch ein Indikator für eine drohende Erwerbsminderung.

Vor dem Hintergrund der weiter steigenden Lebenserwartung ist das „Gesetz zur Anpassung der Regelaltersgrenze an die demografische Entwicklung und zur Stärkung der Finanzierungsgrundlagen der gesetzlichen Rentenversicherung (RV-Altersgrenzenanpassungsgesetz)" vom 20. 4. 2007 (2007, S. 554) eine wichtige rentenpolitische Maßnahme, um die gesetzlichen Beitrags- und Niveausicherungsziele einhalten zu können. Durch das Gesetz wird die Regelaltersgrenze in der gesetzlichen Rentenversicherung ab 2012 stufenweise vom 65. Lebensjahr auf das 67. Lebensjahr angehoben. Das heißt, für die Geburtsjahrgänge ab 1947 erfolgt die Anhebung in Schritten von einem Monat pro Geburtsjahrgang, für die Jahrgänge ab 1959 in Schritten von zwei Monaten pro Geburtsjahrgang und für alle nach 1963 Geborenen beträgt die Regelaltersgrenze 67 Jahre. Neben der Regelaltersrente können in der gesetzlichen Rentenversicherung allerdings noch andere Altersrenten mit unterschiedlichen Mindestaltersgrenzen und Zugangsbedingungen (mit Abschlägen) beantragt werden:

- Altersrente für langjährig Versicherte
- Altersrente für Frauen
- Altersrente wegen Arbeitslosigkeit oder nach Altersteilzeitarbeit
- Altersrente für schwerbehinderte Menschen
- Altersrente für langjährig unter Tage beschäftigte Bergleute

Die Altersrente für Frauen, wegen Arbeitslosigkeit oder nach Altersteilzeitarbeit gibt es nur noch für Versicherte, die vor 1952 geboren sind und damit spätestens im Jahr 2011 60 Jahre alt werden. Die Mindestaltersgrenzen für die verbleibenden

Altersrenten steigen ab 2012 ebenfalls stufenweise an: Altersrente für langjährig Versicherte von 65 Jahre auf 67 Jahre, Altersrente für schwerbehinderte Menschen von 63 auf 65 Jahre, Altersrente für langjährig unter Tage beschäftigte Bergleute von 60 Jahre auf 62 Jahre. Diese neuen Altersgrenzen gelten dann grundsätzlich für die Geburtsjahrgänge 1964 und jünger (2007, S. 554).

Bisher war ein Rentenbeginn ab 60 Jahren mit Abschlägen vom monatlichen Rentenbetrag möglich. Je nach Rentenart und Zeitpunkt des Rentenzugangs konnten sich diese Abschläge auf bis zu 18% des Rentenanspruchs summieren (Brussig & Stegmann 2007). In Deutschland lag das reale Renteneintrittsalter 2004 im Durchschnitt bei 60 Jahren (Hien & Bödecker 2008). In einer Analyse wurden die Rentenzugänge der Deutschen Rentenversicherung von ca. 60.000 Personen im Jahr 2004 untersucht. Knapp 40% der Frauen und knapp 53% der Männer aus dieser Stichprobe gingen vorzeitig, also mit Abschlägen, in Rente. Bei den Frauen war dabei die Altersrente für Frauen (88,3% aller Frauen mit vorgezogener Altersrente) die wichtigste Form (Brussig & Stegmann 2007). Auch wenn in Pflegeberufen zu einem großen Teil Frauen beschäftigt sind und sich wegen der Abschaffung der vorzeitigen Altersrente für Frauen vermuten lässt, dass der Anteil der Frauen mit einer vorgezogenen Altersrente sinkt, erscheint es fraglich, ob allein durch diese Maßnahme der erwartete Pflegekräftemangel aufgehalten werden kann.

1.3 Belastungen und Beanspruchungen in Pflegeberufen

Im deutschsprachigen Raum hat sich das Konzept von Belastungen und Beanspruchungen nach Rohmert und Rutenfranz (Ulich 2005, S. 459-463) durchgesetzt. Demzufolge sind Belastungen Faktoren und Größen, die von außen auf den Menschen einwirken. Beanspruchungen werden als deren Auswirkungen im Menschen und auf den Menschen beschrieben. Der Pflegeberuf gilt demnach im Allgemeinen als belastende Tätigkeit. Daher lässt sich vermuten, dass der Pflegeberuf besonders für ältere Beschäftigte über 50 Jahren, die zukünftig einen großen Teil der Arbeitslast tragen sollen, eine Herausforderung darstellt. So wird berichtet, dass Arbeitsbedingungen in der Pflege mit ergonomischen sowie psychosozialen Belastungen und Stress einhergehen. Demzufolge weisen Beschäftigte in Pflegeberufen vor allem ein erhöhtes Risiko für die Entstehung von muskuloskeletalen Erkrankungen auf, insbesondere im Bereich des Rückens (Caruso & Waters 2008, Lipscomb et al. 2002, Ando et al. 2000, Hofmann et al. 2002, Menzel 2004). Oftmals müssen beim Transfer von Patienten hohe Lastgewichte bewegt werden, was sich in bisherigen Untersuchungen als einer der Hauptfaktoren für die Entstehung von Rückenbeschwerden herausgestellt hat (Marras et al. 1999, Engkvist et al. 2000, Byrns et al. 2004). Als zusätzliche mögliche Risikofaktoren wurden zudem das häufige Beugen und Verdrehen des Oberkörpers sowie statische Körperhaltungen genannt (Estryn-Behar et al. 1990, Knibbe & Friele 1996, Engels et al. 1996, Freitag et al. 2007, Freitag et al. 2010). Es wurde außerdem festgestellt, dass Pflegekräfte 25% der Arbeitszeit in ungünstigen Körperhaltungen verbringen und dass Pflegekräfte aufgrund dessen häufig Belastungen im Muskel-Skelett-System ausgesetzt sind (Engels et al. 1994, Harber et al. 1987, Lee & Chiou 1995). Außerdem wird diskutiert, ob die häufig langen und unregelmäßigen Arbeitszeiten und Wechseldienste einen Einfluss auf die Entstehung von Beschwerden im Muskel-Skelett-System haben (Caruso & Waters 2008, Lipscomb et al. 2002). Aufgrund dieser Belastungen in Pflegeberufen ist es nicht verwunderlich, dass bei der Berufsgenossenschaft für Gesundheitsdienst und Wohlfahrtspflege (BGW) die meisten Verdachtsfälle auf bandscheibenbedingte Erkrankungen der Lendenwirbelsäule durch schweres Heben und Tragen aus Altenpflegeeinrichtungen stammen. An zweiter Stelle und dritter Stelle folgen die allgemeinen Krankenhäuser und die sozialpflegerischen Dienste (Nienhaus 2005, Wendeler et al. 2010). Außerdem werden in der Literatur hinsichtlich von Beschwerden im unteren Rückenbereich beim Pflegepersonal Prävalenzraten von 30% bis 60% angegeben (Lagerström et al. 1998, Nelson et al. 2003, Videman et al. 2005). Des Weiteren sind in der Pflege Beanspruchungsreaktionen wie Burnout und psychische Beeinträchtigungen sowie eine geringe Arbeitszufriedenheit und ein schlechter allgemeiner Gesundheitszustand häufig (Zimber 1998, Zimber et al. 2000, Siegrist & Rödel 2005, Glaser et al. 2007, Garrett 2008, McHugh et al. 2011, Kromark et al. 2008).

Es kann deshalb vermutet werden, dass unter den älteren Beschäftigten der Anteil derjenigen, deren Leistungsfähigkeit den Arbeitsbelastungen nicht gewachsen ist, steigt. Anhand der Ergebnisse der NEXT-Studie lässt sich diese Vermutung bestätigen. So zeigt sich in allen zehn Ländern, die an dieser Studie teilgenommen haben, dass mit zunehmendem Alter die Arbeitsfähigkeit von Kranken- und Altenpflegekräften sinkt (Camerino et al. 2006).

In Deutschland untersuchten Kromark et al. (2008) insgesamt 2.149 Pflegekräfte (Response-Rate 47%) aus der ambulanten und stationären Altenpflege hinsichtlich ihrer Arbeitsfähigkeit und ihrer Gesundheitssituation. Zusätzlich wurden die Studienteilnehmer orthopädisch untersucht. Die Auswertung wurde getrennt für die Altersklassen der unter 50-jährigen und der über 50-jährigen Altenpflegekräfte durchgeführt. Es wurde festgestellt, dass über 50-jährige Altenpflegekräfte ihre Arbeitsfähigkeit im Vergleich zu ihren jüngeren Kollegen in Bezug auf Arbeitsbelastungen häufiger als „eher schlecht" oder „schlecht" einschätzen. Außerdem waren über 50-jährige Altenpflegekräfte vermehrt von Beschwerden im Bereich der Halswirbelsäule und der Lendenwirbelsäule betroffen (Kromark et al. 2008). Andere Studien beschreiben ebenfalls einen Alterseffekt im Hinblick auf Beschwerden an der Hals- und Lendenwirbelsäule bei Altenpflegekräften (Engels et al. 1996, Josephson et al. 1996). Aus physiologischer Sicht war ein solcher Befund zu erwarten, da eine Minderbelastbarkeit des Stütz- und Bewegungssystems bei fortschreitendem Alter anzunehmen ist (de Zwart et al. 1995, Ueberschär & Heipertz 2002, Neuhauser et al. 2005, Burton & Waddell 2004). Des Weiteren stellten Kromark et al. (2008) fest, dass über 50-jährige Altenpflegekräfte ihren allgemeinen Gesundheitszustand schlechter einschätzen als ihre jüngeren Kollegen.

Die deutliche Altersabhängigkeit des allgemeinen Gesundheitszustands findet sich bei verschiedenen Berufsgruppen, darunter auch bei Krankenpflegekräften, sowohl in den Daten des Sozioökonomischen Panels (SOEP 2004) als auch in der COPSOQ-Datenbank (Copenhagen Psychosocial Questionnaire) (Nübling et al. 2005, Nübling et al. 2006).

Die hier dargestellten gesundheits- und berufsbezogenen Beeinträchtigungen bei Beschäftigten in Pflegeberufen, wie z. B. ein als schlecht eingeschätzter Gesundheitszustand und Beschwerden in der Hals- und Lendenwirbelsäule, können Risikokonstellationen für Arbeitsunfähigkeit bzw. für eine Langzeit-Arbeitsunfähigkeit darstellen. So zeigte sich bei einer Stichprobe von 56.000 BKK-Versicherten, dass bei Langzeit-Arbeitsunfähigkeit ein Alterseffekt zu beobachten ist und Erkrankungen des Muskel-Skelett-Systems häufiger sind (Bödeker & Zelen 2008). Des Weiteren liegt bei Beanspruchungen und Belastungen in der Arbeitswelt ein erhöhtes Risiko für eine Langzeit-Arbeitsunfähigkeit vor (Andrea et al. 2003).

Eine umfassende Analyse der Arbeitsunfähigkeit bei Pflegekräften wurde in einem Kooperationsprojekt der Berufsgenossenschaft für Gesundheitsdienst und Wohlfahrtspflege (BGW) und der Deutschen Angestellten Krankenkasse (DAK) (Grabbe et al. 2005, Grabbe et al. 2006) vorgenommen. Die Auswertungen basieren auf insgesamt etwa 130.000 ganzjährig versicherten Mitgliedern aus der stationären und ambulanten Pflege aus den Jahren 2003/2004. Bei insgesamt

53,8% der Pflegenden in der stationären Pflege und 49,9% der Pflegenden in der ambulanten Pflege kam es im Beobachtungszeitraum mindestens einmal zur Arbeitsunfähigkeit (AU). Bei allen DAK-Versicherten war der Anteil der Versicherten mit mindestens einem Fall von AU deutlich niedriger (2003: 45,8%, 2004: 44,3%). Bei der Fallhäufigkeit von AU zeigt sich, dass Beschäftigte aus der stationären Krankenpflege (2003: 113,9 Fälle vs. 110 Fälle bei anderen DAK-Mitgliedern je 100 Versichertenjahre) sowie aus der ambulanten Pflege (2004: 104,1 Fälle vs. 100,4 Fälle bei anderen DAK-Mitgliedern je 100 Versichertenjahre) etwas häufiger krank waren als andere DAK-Mitglieder. Bei der durchschnittlichen Falldauer einer AU wird außerdem deutlich, dass Pflegekräfte aus der stationären Krankenpflege (2003: 12,5 Tage vs. 11,5 Tage bei allen DAK-Mitgliedern) sowie aus der ambulanten Pflege (2004: 12,2 Tage vs. 11,5 Tage bei allen DAK-Mitgliedern) etwa einen Tag länger krankgeschrieben waren. Auffällig ist die hohe Anzahl von AU-Tagen aufgrund von Erkrankungen des Muskel-Skelett-Systems. Während im Durchschnitt auf 100 ganzjährig versicherte DAK-Mitglieder im Jahr 2004 insgesamt 261,3 AU-Tage aufgrund von Muskel-Skelett-Erkrankungen entfallen, sind es in der ambulanten Pflege 277,1 AU-Tage. In der stationären Pflege ist dieser Unterschied noch deutlicher zu erkennen. So kommen im Durchschnitt auf 100 ganzjährig versicherte DAK-Mitglieder im Jahr 2003 insgesamt 282,4 AU-Tage aufgrund von Muskel-Skelett-Erkrankungen, in der stationären Krankenpflege hingegen sind es 363,5 AU-Tage (Grabbe et al. 2005, Grabbe et al. 2006).

Des Weiteren wird im DAK Gesundheitsreport (2010) für die Branche „Gesundheitswesen" mit einem Krankenstand von 3,9% der höchste Krankenstand angegeben. Das heißt, durchschnittlich 3,9% der Beschäftigten waren an einem Kalendertag arbeitsunfähig. Diese hohen Ausfallzeiten im Gesundheitswesen sind sowohl auf eine überdurchschnittliche Erkrankungshäufigkeit als auch auf eine längere Erkrankungsdauer zurückzuführen: Im Jahr 2009 wurden je 100 ganzjährig Versicherte 121 Erkrankungsfälle gezählt, die im Durchschnitt 11,8 Tage dauerten.

Zusammenfassend lässt sich feststellen, dass Pflegekräfte von Beschwerden wie Muskel-Skelett-Erkrankungen und Burnout betroffen sind, die zum Teil Hauptursachen für eine Langzeit-Arbeitsunfähigkeit sind. Gleichzeitig wird deutlich, dass Pflegekräfte im Vergleich zu anderen Versichertengruppen der DAK häufiger und länger arbeitsunfähig sind.

1.4   Verweildauer und Berufswechsel in Pflegeberufen

Die zunehmende Alterung der Gesellschaft durch den demografischen Wandel und der daraus resultierende Pflegekräftemangel stellt nicht nur für Deutschland, sondern für viele westliche Industrienationen ein Problem dar. Aufgrund dessen wurde die Verweildauer und der Berufswechsel in Pflegeberufen in vielen Studien untersucht.

Danach ist die Verweildauer von Pflegepersonal nach Abschluss der Ausbildung eher gering. In einer Studie mit über 5.000 Versicherten einer Krankenkasse, die im Alter von 20 bis 24 Jahren erstmals im Pflegeberuf tätig waren, wurde die Verweildauer untersucht. Für die Auswertung standen Sekundärdaten von 1990 bis 2005 zur Verfügung. Zehn Jahre nach Beginn der pflegerischen Tätigkeit arbeiteten beim Krankenpflegepersonal noch über 70% der Versicherten in ihrem Beruf. Bei den Altenpflegekräften waren es nach zehn Jahren hingegen nur noch 46% und bei den Krankenpflegehelfern lediglich 35% (Behrens et al. 2008).

Auch bei der durchschnittlichen Verweildauer in Jahren zeigen sich Unterschiede in den unterschiedlichen Pflegeberufen. Bei Krankenpflegehilfskräften liegt die durchschnittliche Berufsdauer bei etwa 7,5 Jahren, bei Altenpflegekräften bei 8,4 Jahren und bei ausgebildeten Krankenschwestern bei 13,7 Jahren (Behrens et al. 2008, Hackmann 2010).

Darüber hinaus zeigt sich in anderen Studien und Veröffentlichungen hinsichtlich der durchschnittlichen Verweildauer im Beruf bei Altenpflegekräften eine Spannbreite von 5 bis zu 12,7 Jahren (Flieder 2002, Dietrich 1995, Joost et al. 2009).

Gründe und Begleitumstände des vorzeitigen Ausstiegs aus dem Pflegeberuf auf nationaler und internationaler Ebene wurden in der Nurses Early Exit Study (NEXT) untersucht. In der Baseline-Befragung füllten 39.893 (Response-Rate 51,4%) Pflegekräfte aus Krankenhäusern, Altenheimen und ambulanten Pflegediensten aus 10 europäischen Ländern einen Fragebogen aus. Anhand der Analysen von Simon et al. (2005) aus der NEXT-Studie bestätigt sich, dass der Pflegeberuf durch einen vorzeitigen Berufsausstieg gekennzeichnet ist und mit einer geringen Verweildauer einhergeht. Unter anderem gaben in der Baseline-Befragung 15,4% der Studienteilnehmer an, mehrmals monatlich oder öfter an den Berufsausstieg zu denken (Hasselhorn et al. 2005). Über 45-jährige Pflegekräfte, die eine hohe Anzahl von Krankheitstagen angaben, hatten im Vergleich zu jüngeren Pflegekräften häufiger die Absicht zum Berufsausstieg (Camerino et al. 2006). Bei examiniertem Pflegepersonal war der Anteil, der häufig daran dachte, den Beruf aufzugeben nach Italien (20,7%) in Deutschland (19,1%) am größten (Hasselhorn et al. 2004). In der deutschen Teilstichprobe (n=3.565) denken Pflegekräfte in Altenheimen und ambulanten Pflegediensten häufiger an einen Berufsausstieg als Pflegepersonal in Krankenhäusern (Hasselhorn et al. 2003a).

Anhand der Datenbanken des Mikrozensus 2000 und der BIBB/IAB-Strukturerhebung 1998/99 wurde der Berufswechsel untersucht. Ehemalige Krankenschwestern (n=159) gaben im Vergleich zu anderen erwerbstätigen Frauen (n=1.1053) häufiger an, aus „gesundheitlichen" und aus „familiären Gründen" den Beruf aufgegeben zu haben. Gründe für den Ausstieg aus dem Altenpflegeberuf waren „familiäre Gründe", „mehr Verantwortung" und „gesundheitliche Gründe" (Hasselhorn et al. 2003b).

In einer prospektiven Studie in Finnland wurden 6.441 Pflegekräfte unter 55 Jahren aus Krankenhäusern befragt. In der Basiserhebung hatten 37% die Absicht zum Berufsausstieg angegeben, beim Follow-up nach zwei bzw. vier Jahren hatten 13% die Einrichtung verlassen. Niedrige Werte zum Arbeitsklima waren mit der Absicht den Beruf zu verlassen assoziiert (Kivimaki et al. 2007).

In einer schwedischen Kohortenstudie wurden 1.095 Pflegekräfte aus der stationären Krankenpflege zu körperlichen Arbeitsbelastungen und zum Berufsausstieg befragt. Im Follow-up nach etwa zehn Jahren waren 26% nicht mehr in einem Krankenhaus beschäftigt. Pflegeassistenten, männliche Pflegekräfte und Personen mit muskuloskeletalen Beschwerden im Nacken- und Schulterbereich und in den Knien waren häufiger aus dem Beruf ausgestiegen (Fochsen et al. 2006).

Ältere Beschäftigte über 45 Jahre in Pflegeberufen wurden bisher in drei Studien zum Berufsaustieg befragt. In Großbritannien wurden in einer qualitativen Studie 84 Krankenpflegekräfte über 50 Jahre und 18 Interessenvertreter befragt. Nach Auswertung der Interviews wurden der Mangel an flexiblen Arbeitszeiten, Arbeitsstress und Erwartungen an eine Berentung als Einflussfaktoren für den Berufsausstieg identifiziert (Andrews et al. 2005).

In einer dänischen Kohortenstudie wurden 5.538 Pflegekräfte über 50 Jahre zwischen 1993 und 2002 befragt. Im Follow-up waren insgesamt 67% im Alter von unter 60 Jahren vorzeitig aus dem Beruf ausgestiegen. Ein eher als schlecht eingeschätzter Gesundheitsstatus, ein geringes Brutto-Einkommen und ein Ehepartner, der nicht beruflich aktiv ist, waren mit dem vorzeitigem Berufsausstieg assoziiert (Friis et al. 2007). Blakeley und Ribeiro (2008) führten in Kanada eine Querschnittstudie mit 124 Pflegekräften (Response-Rate 62%) über 45 Jahre durch. Insgesamt planen 71% vor dem 60. Lebensjahr in Rente zu gehen. Neben persönlichen Gründen (z. B. mehr Freizeit) wurden die geringen Maßnahmen zum Verbleib in der Beschäftigung seitens des Arbeitgebers als Einflussfaktoren identifiziert. Als Anreiz zum Verbleib im Beruf wurde vor allem die Anerkennung der beruflichen Tätigkeit genannt (Blakeley & Ribeiro 2008).

In England wurden die Daten von 1.994 Angestellten des National Health Service (Ärzte, Krankenschwestern, Hebammen, Verwaltungsangestellte, Sanitäter), die aufgrund einer chronischen Erkrankung eine Frührente bezogen, untersucht. Die häufigste Ursache für eine vorzeitige Berentung waren Muskel-Skelett-Erkrankungen, psychiatrische Erkrankungen und Erkrankungen des Herz-Kreislaufsystems (Pattani et al. 2001).

Außerdem wurden 1.143 (Response-Rate 87%) Frührentner aufgrund einer Erwerbsminderung, die zuvor beim National Health Service beschäftigt gewesen waren, zu Prädiktoren einer Wiederbeschäftigung und der Lebensqualität befragt. 13% dieser Personen waren im Follow-up nach einem Jahr hauptsächlich außerhalb des National Health Service wieder in Beschäftigung. Ärzte, jüngere Personen und Personen mit günstigeren Werten zur Lebensqualität gehörten häufiger zu dieser Gruppe (Pattani et al. 2004).

In Deutschland ist bisher unbekannt, wie viele Pflegekräfte aufgrund einer Erwerbsminderungsrente den Beruf verlassen haben. Aufgrund der Belastungen in Pflegeberufen lässt sich allerdings vermuten, dass Pflegekräfte häufiger von Erkrankungen betroffen sind, die zu medizinischen Rehabilitationen und zu einer Erwerbsminderungsrente und damit zu einem vorzeitigen Ausstieg aus dem Pflegeberuf führen können.

Insgesamt lässt sich beobachten, dass die Verweildauer in Pflegeberufen im Durchschnitt eher gering ist, was in Zukunft den Pflegekräftemangel in Deutschland noch verstärken kann. Zum vorzeitigen Berufsausstieg bei Pflegekräften kommt es häufig aufgrund von gesundheitlichen Beschwerden, vor allem Muskel-Skelett-Erkrankungen, bzw. aufgrund einer als schlecht eingeschätzten Gesundheit. Weitere Faktoren sind der Arbeitsstress, das Arbeitsklima, geringes Einkommen und die geringen Bemühungen seitens des Arbeitgebers, die Beschäftigten im Beruf zu halten sowie die Erwartungen an eine Berentung. Vor allem die Verweildauer bei Altenpflegekräften ist eher gering (Hackmann 2010). Diese Ergebnisse stützen die Grundthese von Nienhaus (2010) bezüglich des zukünftig stark steigenden Bedarfs an Beschäftigten in der Altenpflege: Wenn es gelinge, die Arbeitsbedingungen für diese Beschäftigten zu verbessern, stiege die Verweildauer im Beruf und somit könne ein Teil des Bedarfs gedeckt werden.

1.5. Prävention und Gesundheitsförderung zur Erhaltung der Erwerbsfähigkeit – Eine Strategie gegen den Pflegekräftemangel

Um dem prognostizierten Pflegekräftemangel entgegenzuwirken, rückt die Erhaltung der Erwerbsfähigkeit von Pflegekräften und damit die Bedeutung von Prävention und Gesundheitsförderung in den Mittelpunkt. Nach Hurrelmann et al. (2010) ist das Ziel von Prävention die Vermeidung von Krankheiten, deren Ausbreitung sowie die Verringerung der Morbidität und Mortalität der Bevölkerung. Prävention wird hierbei nach drei Arten unterschieden: Primärprävention, Sekundärprävention und Tertiärprävention. Die Primärprävention richtet sich an Gesunde und Personen ohne Krankheitssymptome und setzt vor Eintreten der Krankheit ein. Im Mittelpunkt der primären Prävention stand bis weit in das 20. Jahrhundert hinein die Verhütung von Infektionskrankheiten, wobei vor allem Maßnahmen zur öffentlichen Hygiene und Impfungen zu Routineaufgaben geworden sind. Heute richtet sich die Aufmerksamkeit im Rahmen der Primärprävention zunehmend auf die Vermeidung von chronischen Krankheiten (Rosenbrock & Gerlinger 2006). Die Sekundärprävention setzt im Frühstadium von Erkrankungen an, dient der Früherkennung und soll somit durch frühzeitige Gegenmaßnahmen dem Fortschreiten und der Chronifizierung der Erkrankung entgegenwirken. Das wichtigste Instrument im Rahmen der Sekundärprävention sind Reihenuntersuchungen bzw. Screenings, wie z. B. die Screenings zur Früherkennung von Brustkrebs oder Darmkrebs (Hurrelmann et al. 2010). Die Tertiärprävention schließt sich der Akutbehandlung einer Erkrankung an und basiert auf der Annahme, dass selbst bei schweren Erkrankungen oder Behinderungen in aller Regel Potenziale bestehen, die erweitert und stabilisiert werden können. Das Ziel ist Folgeschäden und Rückfälle zu verhindern, wobei die Tertiärprävention eng verknüpft ist mit der Kuration, der Rehabilitation, der Pflege sowie der Selbsthilfe von Patienten (Rosenbrock & Gerlinger 2006). Bei der Umsetzung von präventiven Maßnahmen wird vor allem zwischen der Verhaltensprävention und der Verhältnisprävention unterschieden. Die Verhaltensprävention nimmt z. B. durch Aufklärung und Information, durch die Stärkung der Persönlichkeit oder durch Sanktionen Einfluss auf das individuelle Gesundheitsverhalten. Bei der Verhältnisprävention wird hingegen durch strukturelle Veränderungen der Lebensbedingungen (Arbeitsplatz, Familienleben, Freizeit, Umwelt) angestrebt, diese möglichst risikoarm zu gestalten und damit Einfluss auf die Gesundheit der Menschen zu nehmen (Hurrelmann et al. 2010). Neben dem Begriff der Prävention ist außerdem der Begriff der Gesundheitsförderung zu nennen, der in der Ottawa-Charta der WHO 1986 formuliert wurde. Hierbei wird Gesundheit in einer ganzheitlichen Sichtweise als körperliches, psychisches und soziales Wohlbefinden definiert, das durch individuelle, soziale und gesellschaftliche Hintergründe beeinflusst wird. Im Rahmen der Gesundheitsförderung sollen die Menschen befähigt werden, ihre Kontrolle über die Determinanten der Gesundheit zu erhöhen und somit die eigene Gesundheit zu stärken. Dabei stehen nicht nur das Verhalten, die Kenntnisse und Fertigkeiten des Einzelnen im Blickpunkt, sondern auch die sozialen, ökonomischen und umweltbedingten Einflussfaktoren (Rosenbrock & Gerlinger 2006).

Um Pflegekräfte gesund und motiviert im Beruf zu halten, erscheint es sinnvoll, vor allem primär- und sekundärpräventive sowie gesundheitsfördernde Angebote bereitzustellen, die die Entstehung bzw. die Chronifizierung von Erkrankungen vermeiden und somit dazu beitragen die Erwerbsfähigkeit zu erhalten. Forschungsergebnisse zeigen, dass solche Angebote bereits gute Erfolge erzielt haben. So wurde in einer Studie von de Boer et al. (2004) der Effekt einer Intervention zur Förderung der Gesundheit und zur Vermeidung von Frühverrentung untersucht. Insgesamt 116 Angestellte über 50 Jahre einer großen Firma in den Niederlanden, die angegeben hatten, nicht bis zur Rente berufstätig sein zu können, wurden randomisiert der Interventions- oder der Kontrollgruppe zugeordnet, wobei die Intervention zwischen 1997 und 1998 stattgefunden hat. Sechs Monate nach Ende der Intervention zeigte sich in der Interventionsgruppe eine signifikant bessere Arbeitsfähigkeit, weniger Symptome von Burnout und eine bessere Lebensqualität. Zwei Jahre nach Ende der Intervention hatten die Personen in der Interventionsgruppe im Durchschnitt signifikant weniger Arbeitsunfähigkeitstage (82,3 Tage versus 107,8 Tage) und der Anteil derjenigen, die eine Frühverrentung oder eine Erwerbsminderungsrente angaben, war deutlich niedriger als in der Kontroll-gruppe (11% versus 28%). In einer Follow-up Studie von Linton und Nordin (2006) wurden die Effekte einer Intervention anhand einer kognitiven Verhaltenstherapie zur Reduktion von Rückenschmerzen untersucht. Eingeschlossen wurden Personen einer Gemeinde in Schweden, die aufgrund von Beschwerden im Muskel-Skelett-System medizinische Betreuung nachgefragt hatten, in den vorangegangenen drei Monaten jedoch nicht arbeitsunfähig aufgrund solcher Beschwerden waren. Die Personen wurden randomisiert einer Interventionsgruppe (n=87) und einer Kontrollgruppe (n=115) zugeordnet. In der Interventionsgruppe zeigten sich auch fünf Jahre nach der Intervention signifikant weniger Schmerzen, mehr Aktivität, eine bessere Lebensqualität und eine bessere allgemeine Gesundheit als in der Kontrollgruppe. Außerdem war das Risiko für eine Langzeit-Arbeitsunfähigkeit in der Kontrollgruppe etwa 3-fach erhöht (Linton et al. 1993, Linton & Nordin 2006, Linton & Andersson 2000). In einem Cochrane Review wurde darüber hinaus der Effekt von Arbeitsplatz-Interventionen zur Prävention von Arbeitsunfähigkeit geprüft. Es wurden insgesamt sechs Studien identifiziert, wobei fünf Studien Personen mit Beschwerden im Muskel-Skelett-System einschlossen und Inter-ventionen zur Vermeidung von Arbeitsunfähigkeit aufgrund dieser Erkrankung untersuchten. Für diese Studien wurde eine moderate Qualität festgestellt, und die untersuchten Interventionen zeigten im Vergleich zur „Care as Usual" eine Reduktion der Arbeitsunfähigkeit (van Oostrom et al. 2009). Ein weiteres Review erstellten Tullar et al. (2010) zu Interventionen zur Arbeitsplatzsicherheit und zur Förderung der Gesundheit, wobei der Effekt dieser Interventionen auf die Beschwerden im Muskel-Skelett-System von Beschäftigten im Gesundheitssektor untersucht wurde. Insgesamt 16 Studien erfüllten die Einschlusskriterien, wobei primär- und sekundärpräventive Angebote eingeschlossen wurden. Es zeigte sich mit einer moderaten Evidenz, dass sogenannte „multi-component patient-handling interventions" effektiv waren. Solche Interventionen enthalten verhältnis- und ver-haltenspräventive Elemente, da sie zum einen strukturelle Veränderungen erfordern, indem in der Einrichtung eine allgemeine Politik zur Vermeidung von Belastungen für das Muskel-Skelett-System notwendig ist, und angemessene Lifter- und Trans-porthilfsmittel vorhanden bzw. angeschafft werden müssen. Andererseits enthal-ten sie ein breit angelegtes ergonomisches Trainingsprogramm, das Inhalte wie den sicheren Patiententransfer und den adäquaten Gebrauch von Hilfsmitteln vermit-telt und somit auf das Verhalten des Individuums abzielt.

Zusammenfassend lässt sich festhalten, dass sich bisher vor allem Interventionen im Sinne der Sekundärprävention, die Personen mit einem Risiko für eine Früh- bzw. eine Erwerbsminderungsrente (de Boer et al. 2004) oder mit ersten Symptomen einer Muskel-Skelett-Erkrankung (Linton et al. 1993, Linton & Andersson 2000, Linton & Nordin 2006, van Oostrom et al. 2009) einschließen, als effektiv erwiesen haben. Daher lässt sich vermuten, dass solche sekundärpräventiven Angebote auch für die Erhaltung der Erwerbsfähigkeit von Pflegekräften sinnvoll wären. Bisher fehlen jedoch angemessene, kosten- und aufwandsarme Screening-Instrumente, um gefährdete Pflegekräfte zu identifizieren und somit den Einsatz von präventiven Angeboten zu ermöglichen und effizient zu gestalten.

1.6 Ziel der Untersuchung

Um die Gesundheitsversorgung der Bevölkerung auf einem qualitativ hohen Niveau sicherzustellen, wird eine zentrale Aufgabe in Zukunft sein, dem durch den demografischen Wandel erwarteten Pflegekräftemangel zu begegnen und Pflegekräfte gesund und motiviert bis zum Renteneintritt im Beruf zu halten. Um dieses Ziel zu erreichen und Möglichkeiten zu schaffen, dieser Aufgabe gerecht zu werden, ist es jedoch zunächst notwendig, die Determinanten des Pflegekräftemangels genau zu untersuchen. Während Beanspruchungen und Belastungen, Arbeitsunfähigkeit und die Verweildauer in Pflegeberufen bereits gut erforscht und beschrieben sind, ist in Deutschland bisher unbekannt, wie viele Pflegekräfte von medizinischen Rehabilitationen und Erwerbsminderungsrenten und somit von einem vorzeitigen Berufsausstieg betroffen sind. Aufgrund dessen wird in der vorliegenden Arbeit (Teil 2) anhand der Daten der Deutschen Rentenversicherung untersucht, welche Unterschiede zwischen Beschäftigten aus Pflegeberufen und Beschäftigten aus anderen Berufsgruppen in Bezug auf medizinische Rehabilitationen und bei Erwerbsminderungsrenten bestehen.

Des Weiteren wird die Validierung der Nurse-Work Instability Scale (Nurse-WIS) von Gilworth et al. (2007) vorgenommen. Die Nurse-WIS ist ein Screening-Instrument zur Erfassung einer drohenden Langzeit-Arbeitsunfähigkeit und Erwerbsminderungsrente aufgrund von Muskel-Skelett-Erkrankungen bei Beschäftigten in Pflegeberufen. Erweist sich die Nurse-WIS als geeignet, gefährdete Pflegekräfte zu identifizieren, könnte sie einen hohen Stellenwert in der Prävention einnehmen und den frühzeitigen Einsatz von geeigneten Maßnahmen gewährleisten.

2. Medizinische Rehabilitationen und Erwerbsminderungs-renten bei Pflegepersonal im Vergleich zu anderen Berufs-gruppen

Im folgenden Teil wird die Untersuchung anhand der Daten der Deutschen Rentenversicherung, die das Forschungsdatenzentrum der Rentenversicherung (FDZ-RV) zur Verfügung stellt, beschrieben. Zunächst werden jedoch das FDZ-RV und dessen Datenangebot für die wissenschaftliche Forschung kurz erläutert. Dem schließt sich die Darstellung der Forschungshypothesen und Fragestellungen, der Methodik und der Ergebnisse an. Abschließend werden die Ergebnisse zusammen-gefasst und diskutiert.

2.1 Das Forschungsdatenzentrum der Rentenversicherung (FDZ-RV) und das Datenangebot für die wissenschaftliche Forschung

Das Forschungsdatenzentrum der Rentenversicherung (FDZ-RV) wurde auf Vorschlag der Kommission zur Verbesserung der informationellen Infrastruktur zwischen Wissenschaft und Statistik (KVI) gegründet und soll den Stand der Forschung vor allem im Bereich der Alterssicherung durch wissenschaftlich fundierte empirische Analysen verbessern. Das FDZ-RV ist beim Grundsatz- und Querschnittsbereich der Deutschen Rentenversicherung Bund angesiedelt und stellt unter Einhaltung der Datenschutzvorschriften der Wissenschaft und Forschung thematisch zugeschnittene Datensätze zur Verfügung.

Bei den angebotenen Datensätzen handelt es sich um Mikrodaten, die aus prozessproduzierten Statistikdaten gewonnen werden und sowohl aus den Arbeitgebermeldungen an die Rentenversicherung als auch aus den Verwal-tungsdaten der Rentenversicherung über Leistungen an Versicherte (z. B. Renten-zahlungen und Rehabilitationsmaßnahmen) gewonnen werden.

Die Datensätze der Rentenversicherung werden in verschiedenen Versionen angeboten, die jeweils einem unterschiedlichen Grad der Anonymisierung ent-sprechen. Empirische Forschungsprojekte von Universitäten und unabhängigen, wissenschaftlichen Forschungseinrichtungen haben auf Antrag Zugang zu den Datensätzen in Form von Scientific Use Files oder in Form einer speziell bereit-gestellten Datenauswahl im Rahmen der Nutzung eines Gastwissenschaftler-

Arbeitsplatzes beim FDZ-RV bzw. im Rahmen des kontrollierten Fernrechnens. Scientific Use Files sind faktisch anonymisierte Sozialdaten, die in den eigenen Räumen der wissenschaftlichen Institutionen ausgewertet werden.

Datensätze im Rahmen von Gastwissenschaftler-Arbeitsplätzen bzw. im Rahmen des kontrollierten Fernrechnens entsprechen in ihrer Struktur Scientific Use Files, sind aber in geringerem Maße anonymisiert und dürfen daher nur in den Räumen des FDZ-RV zugänglich sein und ausgewertet werden. Sie werden für Forschungsprojekte bereitgestellt, die viele Merkmale in großer Detaillierung erfordern. Hierbei werden die Originaldaten nicht nach außen gegeben, sondern es werden lediglich die geprüften Auswertungsergebnisse zur Verfügung gestellt. Bei einem Gastwissenschaftleraufenthalt ist die persönliche Anwesenheit des Wissenschaftlers in den Räumen des FDZ-RV erforderlich. Im Rahmen des kontrollierten Fernrechnens kann das Erstellen und Starten der Auswertungssyntaxen und das Einsehen der Ergebnisse von jedem beliebigen PC mit Internetanschluss aus über eine eingerichtete Internetseite des FDZ-RV erfolgen. Dazu muss sich der Nutzer mit seiner vom FDZ-RV auf Antrag zur Verfügung gestellten Zugangskennung und seinem Kennwort authentifizieren. Derzeit können die Analyseprogramme SPSS und Stata für das Fernrechnen genutzt werden.

Für die interessierte Fachöffentlichkeit und die Lehre an Universitäten und Fachhochschulen stehen darüber hinaus Public Use Files zur Verfügung. Grundlage für einen Public Use File stellen absolut anonymisierte Sozialdaten dar und sie basieren in der Regel auf einem vorhandenem Scientific Use File mit verkleinertem Stichprobenumfang und stark vergröberten Merkmalen.

2.2 Forschungshypothesen und Fragestellung

Aufgrund der Belastungen in Pflegeberufen lässt sich vermuten, dass Beschäftigte in Pflegeberufen häufiger von Erkrankungen betroffen sind, die zu einer medizinischen Rehabilitationsleistung und zu einer Erwerbsminderungsrente führen als Beschäftigte aus anderen Berufsgruppen. Vor allem spielen Muskel-Skelett-Erkrankungen in Pflegeberufen eine große Rolle (s. Kapitel 1.3). Daher wurden folgende Forschungshypothesen aufgestellt, die in der vorliegenden Arbeit untersucht wurden:

- *Hypothese 1:* „Beschäftigte aus Pflegeberufen erhalten häufiger eine medizinische Rehabilitationsleistung aufgrund von Muskel-Skelett-Erkrankungen als Beschäftigte aus anderen Berufsgruppen"

- *Hypothese 2:* „Beschäftigte aus Pflegeberufen sind nach einer Rehabilitation aufgrund von Muskel-Skelett-Erkrankungen häufiger nicht mehr erwerbsfähig als Beschäftigte aus anderen Berufsgruppen"

- *Hypothese 3:* „Beschäftigte aus Pflegeberufen erhalten häufiger eine Erwerbsminderungsrente als Beschäftigte aus anderen Berufsgruppen"

2.3 Methodik

Um die genannten Forschungshypothesen und Fragestellungen beantworten zu können, wurden der Scientific Use File (SUF) „Abgeschlossene Rehabilitation 2006" (SUFRSDQJ06B) und ein Fernrechendatensatz aus dem „Versichertenrentenzugang 2007" (SUFRTZN07XVSBB) des Forschungsdatenzentrums der Rentenversicherung (FDZ-RV) untersucht. Nachfolgend werden diese Datensätze, die verwendeten Methoden zur Bearbeitung der Datensätze sowie die Erstellung der Analysen zur Untersuchung der Forschungshypothesen dargestellt.

2.3.1 Der Scientific Use File (SUF) „Abgeschlossene Rehabilitation 2006"

Der SUF „Abgeschlossene Rehabilitation" (SUFRSDQJ06B) hat die abgeschlossenen Rehabilitationsleistungen des Jahres 2006 zum Inhalt. Festgehalten sind im Datenbestand demografische und Angaben der Arbeitswelt, detaillierte Informationen zum Antragsverfahren, zur Durchführung und zum Abschluss der medizinischen Rehabilitation bzw. zu den Leistungen zur Teilhabe am Arbeitsleben. Für die Erstellung der SUF „Abgeschlossene Rehabilitation" wurde vom FDZ-RV eine dispro-portionale Stichprobe aus der Grundgesamtheit der Personen mit abgeschlossenen Rehabilitationsleistungen des Jahres 2006 nach folgender Schichtung gezogen:

- Personen, die im Berichtsjahr ausschließlich medizinische Reha-bilitationsleistungen abgeschlossen haben = 10% (n=77.926).

- Personen, die im Berichtsjahr sowohl Leistungen zur medizinischen Rehabilitation als auch Leistung zur Teilhabe am Arbeitsleben beendet haben =35% (n=5.214).

- Personen, die im Berichtsjahr ausschließlich Leistungen zur Teilhabe am Arbeitsplatz beendet haben =35% (n=25.435).

Die hier dargestellten Analysen wurden auf Personen mit mindestens einer medizinischen Rehabilitation beschränkt. Personen, die ausschließlich Leistungen zur Teilhabe am Arbeitsleben beendet haben wurden aus der Analyse aus-geschlossen. Aufgrund der angewendeten Methodik zur Erstellung der SUF „Abgeschlossene Rehabilitation" aus der Grundgesamtheit unterscheiden sich die Ziehungswahrscheinlichkeiten für die genannten Subgruppen, was Verzerrungen zur Folge haben kann. Aufgrund dessen wird für den Datensatz vom FDZ-RV eine Gewichtungsvariable zur Verfügung gestellt. Mit der Gewichtung einer Stichprobe kann erreicht werden, dass das Stichprobenprofil der zugrunde-liegenden Grundgesamtheit angenähert wird. Für den SUF „Abgeschlossene Rehabilitation" erreicht die Anwendung des Gewichtungsfaktors eine einfache Hochrechnung der Personen je nach Zugehörigkeit zu den einzelnen Subgruppen. Da aus der Grundgesamtheit (100%) der Personen, die im Berichtsjahr ausschließ-lich medizinische Rehabilitationsleistungen beendet haben, 10% für den SUF „Abgeschlossene Rehabilitation" gezogen wurden, wird für diese Subgruppe ein Gewichtungsfaktor von 100/10=10 angewendet. Mit diesem Gewichtungsfaktor werden dann die Fälle, die dieser Subgruppe angehören, multipliziert, sodass sich eine Anzahl von n=779.260 für diese Subgruppe ergibt. Analog dazu wird für die Personen, die im Berichtsjahr sowohl Leistungen zur medizinischen Rehabilitation als auch Leistung zur Teilhabe am Arbeitsleben beendet haben (35% aus der Grundgesamtheit) ein Gewichtungsfaktor von 100/35≈2.8571 angewendet. Dabei ergibt sich für diese Subgruppe eine Anzahl von n≈14.897. Damit liegt für den

Gesamtdatensatz eine Anzahl von n=794.157 Fällen vor. Des Weiteren wurde die Analyse der SUF „Abgeschlossene Rehabilitation 2006" (SUFRSDQJ06B) auf Personen zwischen 18 und 65 Jahren zum Zeitpunkt der Rehabilitation begrenzt, um nur Personen im erwerbsfähigem Alter zu betrachten. Darüber hinaus enthält der Datensatz ein Merkmal zur letzten beruflichen Tätigkeit in Form der DEÜV-Tätigkeitsschlüssel. Dieser DEÜV-Tätigkeitsschlüssel ermöglicht eine Zuordnung zur letzten beruflichen Tätigkeit, da der Arbeitgeber nach der „Verordnung über die Erfassung und Übermittlung von Daten für die Träger der Sozialversicherung" (Datenerfassungs- und -übermittlungsverordnung (DEÜV)) verpflichtet ist diesen an die Rentenversicherung zu melden. Fälle, bei denen keine Angaben zum Tätigkeitsschlüssel vorlagen und eine Zuordnung zu einer Berufsgruppe somit nicht möglich war (11,9%), wurden ausgeschlossen. Daher reduzierte sich der Datensatz von n=794.157 auf n=613.616 Fälle.

2.3.2 Der Fernrechendatensatz „Versichertenrentenzugang 2007"

Der Fernrechendatensatz aus dem „Versichertenrentenzugang 2007" (SUFR-TZN07XVSBB) berichtet über die entsprechenden Sachverhalte zum 31. 12. 2007 und berücksichtigt Alters- und Erwerbsminderungsrenten (EM-Renten). Rentenzugänge wie Renten wegen Todes (Witwenrenten, Waisenrenten, Erziehungsrenten), reine Zusatzleistungen aus Steigerungsbeträgen, reine Kindererziehungsleistungen, Nullrenten (keine Rentenzahlung wegen Zusammentreffen von Rente und Einkommen) und Knappschaftsausgleichsleistungen sind nicht enthalten. Um die geplanten Analysen an dem Fernrechendatensatz „Versichertenrentenzugang 2007" (SUFRTZN07XVSBB) durchführen zu können, wurde aus dem Gesamtdatensatz eine neue Stichprobe erstellt. Im ersten Schritt wurden alle Fälle ohne Angaben zum DEÜV-Tätigkeitsschlüssel (29,5%), bei denen somit keine Zuordnung zu einer Berufsgruppe möglich war von der Analyse ausgeschlossen, um den Anteil an Altersrenten und EM-Renten nach Berufsgruppen darstellen zu können. Im zweiten Schritt wurden alle Fälle aufgrund einer Altersrente ausgeschlossen, um Unterschiede zwischen EM-Renten bei Beschäftigten aus Pflegeberufen und aus anderen Berufsgruppen näher betrachten zu können. Abbildung 1 zeigt die Erstellung der Stichprobe und die zugehörigen Analyseschritte.

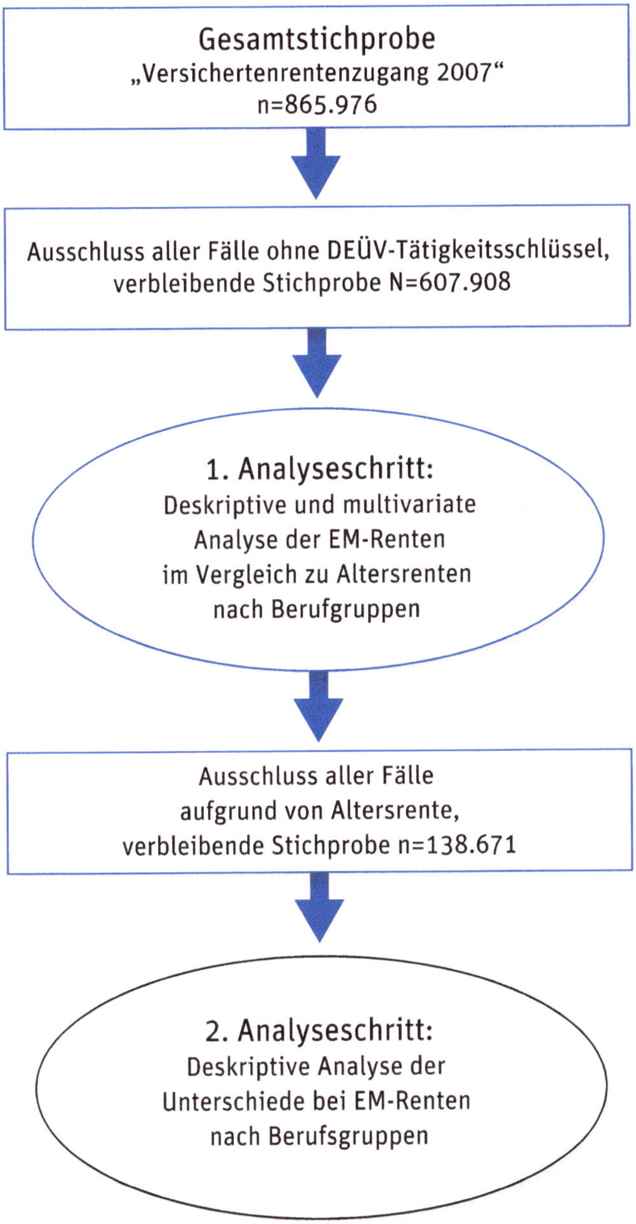

```
┌─────────────────────────────────────────┐
│            Gesamtstichprobe              │
│     „Versichertenrentenzugang 2007"      │
│               n=865.976                  │
└─────────────────────────────────────────┘

┌─────────────────────────────────────────┐
│  Ausschluss aller Fälle ohne DEÜV-Tätigkeitsschlüssel, │
│     verbleibende Stichprobe N=607.908    │
└─────────────────────────────────────────┘

              1. Analyseschritt:
          Deskriptive und multivariate
             Analyse der EM-Renten
          im Vergleich zu Altersrenten
              nach Berufgruppen

┌─────────────────────────────────────────┐
│           Ausschluss aller Fälle         │
│         aufgrund von Altersrente,        │
│     verbleibende Stichprobe n=138.671    │
└─────────────────────────────────────────┘

              2. Analyseschritt:
           Deskriptive Analyse der
          Unterschiede bei EM-Renten
              nach Berufsgruppen
```

Abbildung 1 Erstellung der Stichprobe aus dem Fernrechendatensatz „Versichertenrentenzugang 2007"

Quelle: FDZ-RV – SUFRTZN07XVSBB, eigene Berechnungen aus dem Fernrechenverfahren

2.3.3 Erstellung neuer Variablen

Wie bereits beschrieben enthält der SUF „Abgeschlossene Rehabilitation 2006" (SUFRSDQJ06B) sowie der Fernrechendatensatz aus dem „Versichertenrentenzugang 2007" (SUFRTZN07XVSBB) ein Merkmal zur letzten beruflichen Tätigkeit in Form der DEÜV-Tätigkeitsschlüssel. Um Unterschiede zwischen den Berufsgruppen untersuchen zu können, wurde anhand dieser Tätigkeitsschlüssel eine neue Variable mit folgenden Ausprägungen gebildet:

- Tätigkeitsschlüssel 853: „Krankenpfleger, Hebammen"
- Tätigkeitsschlüssel 854: „Krankenpflegehelfer, Sanitäter"
- Tätigkeitsschlüssel 861: „Alten- und Sozialpfleger"
  Unter dem Tätigkeitsschlüssel 861 sind die Berufe Jugend-, Altenpfleger, Sozialarbeiter/-innen, Sozialpfleger/-innen, Fürsorger, Erziehungsberater, Familienpfleger, Dorfhelfer zusammengefasst. Um die Darstellung zu vereinfachen wurde die Abkürzung „Alten- und Sozialpfleger" gewählt.
- Tätigkeitsschlüssel 1 bis 852, 855 bis 860, 862 bis 997: „andere Berufsgruppen"

Des Weiteren enthalten beide Datensätze Merkmale zu den zugrunde liegenden Diagnosen für eine medizinische Rehabilitationsleistung bzw. für den Bezug einer EM-Rente, die nach dem einheitlichen Diagnoseschlüssel ICD-10-GM, Version 2006, verschlüsselt sind. Zusätzlich zu diesen ICD-10-Diagnosekodierungen werden vom FDZ-RV Recodierungssyntaxen zur Verfügung gestellt, anhand derer aggregierte Diagnosevariablen erstellt werden können. Anhand dieser Recodierungssyntaxen wurden für beide Datensätze aggregierte Diagnosevariablen erzeugt (Tabelle 1, Tabelle 4).

2.3.4 Bivariate Analyse der Unterschiede zwischen den Berufsgruppen

In beiden Datensätzen wurden zunächst bivariate Methoden angewendet, um Unterschiede zwischen den Berufsgruppen und damit die genannten Forschungshypothesen zu untersuchen, wobei die Signifikanz dieser Unterschiede anhand verschiedener statistischer Tests geprüft wurde. Bei ordinalskalierten Variablen kam der Chi^2 nach Pearson zum Einsatz. Bei intervallskalierten Variablen spielt die Verteilungsform der Werte jedoch eine zentrale Rolle, da die Wahl des richtigen statistischen Tests davon abhängig ist, ob eine Normalverteilung vorliegt oder nicht. Bei einer Normalverteilung gruppieren sich die meisten Werte um den Mittelwert, während die Werte nach beiden Seiten hin gleichmäßig abfallen. Grafisch lässt sich die Verteilungsform mit einem Histogramm darstellen. Entspricht die Form des Histogramms der Form einer Glocke, der sogenannten Normalverteilungs- oder Gaußschen Glockenkurve, liegt eine exakte Normalverteilung vor. In der Praxis kommen solche Normalverteilungen jedoch selten vor, also gilt es festzustellen, ob die Werte hinreichend normalverteilt sind. Anhand des Shapiro-Wilk-Tests, der in der vorliegenden Untersuchung zum Einsatz kam, lässt sich überprüfen, ob die Verteilung der Werte signifikant von der Normalverteilung abweichen. Ein signifikantes Ergebnis in diesem Test lässt also darauf schließen, dass keine Normalverteilung vorliegt (Bühl 2009, S. 144–146). Bei Vorliegen einer Normalverteilung wurden der Mittelwert und die Standardabweichung (standard deviation=SD) angegeben und Unterschiede zwischen den Berufsgruppen wurden anhand des T-tests nach Student getestet. Bei nichtnormalverteilten Variablen wurde der Median mit dem Interquartilsabstand (interquartile range=IQR) angegeben und Unterschiede zwischen den Berufsgruppen wurden anhand des nicht parametrischen H-Tests nach Kruskal & Wallis getestet (Bühl 2009, S. 334–363). Aufgrund der großen Stichproben wird das Signifikanzniveau auf $p < 0,001$ gesetzt.

2.3.5 Multivariate Analysemethoden zur Prüfung der Einflussfaktoren für eine eingeschränkte Erwerbsfähigkeit und für eine Erwerbsminderungsrente (EM-Rente)

Zur Prüfung der Einflussfaktoren für eine eingeschränkte Erwerbsfähigkeit und für eine Erwerbsminderungsrente (EM-Rente) wurden multivariate Analysen anhand der binär logistischen Regression durchgeführt. Das heißt, es wurden zwei Modelle berechnet. In der SUF „Abgeschlossene Rehabilitation 2006" wurden die Einflussfaktoren auf die Zielvariable „Eingeschränkte Erwerbsfähigkeit (<6 Stunden pro Tag) nach einer Rehabilitation aufgrund von MSE" ermittelt. In dem Datensatz „Versichertenrentenneuzugang 2007" wurden die Einflussfaktoren auf die Zielvariable „Erhalt einer Erwerbsminderungsrente (EM-Rente)" untersucht.

Mit der binär logistischen Regression wird geprüft, welchen Einfluss mehrere unabhängige Variablen, sogenannte Einflussfaktoren, auf die Wahrscheinlichkeit des Eintreffens eines bestimmten Ereignisses - die sogenannte abhängige Variable oder Zielvariable – haben. Hierbei handelt es sich um die statistische Abbildung einer Assoziation zwischen den Einflussfaktoren und der Zielvariablen, wobei der Einfluss von anderen Variablen ausgeschlossen wird und damit um den Einfluss von Co-Faktoren bereinigt ist. Als Parameterschätzer werden Odds-Ratios (OR) angegeben. Das OR, oder auch „Chancenverhältnis" genannt, ist eine statistische Maßzahl, die etwas über die Stärke des Zusammenhangs von zwei Variablen aussagt und wie folgt interpretiert wird:

> 1 = es besteht kein Unterschied zwischen den Gruppen.
>
> \>1 = die Chance, Merkmal A (hier: „Eingeschränkte Erwerbsfähigkeit" oder „EM-Rente") aufzuweisen, ist größer als in der Referenzgruppe. Somit liegt ein Risikofaktor vor.
>
> <1 = die Chance, Merkmal A aufzuweisen, ist kleiner als in der Referenzgruppe. Somit liegt ein Schutzfaktor vor.

Es gibt verschiedene Möglichkeiten, die relevanten Einflussfaktoren für das endgültige Modell der binär logistischen Regression zusammenzustellen. Für die vorliegende Studie wurde die Methode nach Hosmer & Lemeshow (2000, S. 116–127) „stepwise downwards" angewendet. Im ersten Schritt werden nach dieser Methode zunächst alle Einflussfaktoren, die in der bivariaten Analyse einen signifikanten Unterschied gezeigt haben, auf einmal in das Modell gegeben. Anschließen werden Schritt für Schritt all diejenigen Variablen aus dem Modell genommen, die in der multivariaten Analyse nicht statistisch signifikant sind (aufgrund der großen Stichproben wird das Signifikanzniveau auf $p<0,001$ gesetzt). Begonnen wird mit der Variable, deren p-Wert am höchsten ist. Im endgültigen Modell verbleiben die Variablen, die einen Einfluss auf die Zielvariable, also auf die „Eingeschränkte Erwerbsfähigkeit (<6 Stunden pro Tag) nach einer Rehabilitation aufgrund von MSE" bzw. auf den „Erhalt einer EM-Rente" haben.

2.4 Ergebnisse

Im Folgenden werden die Ergebnisse der Analysen zunächst für den Daten-satz der „Abgeschlossenen Rehabilitation 2006" und anschließend für den Fern-rechendatensatz „Versichertenrentenzugang 2007" dargestellt.

2.4.1 Unterschiede bei medizinischen Rehabilitationen nach Berufsgruppen

Die Ergebnisse der Untersuchungen nach Berufsgruppen mithilfe des hochge-rechneten SUFs der „Abgeschlossenen Rehabilitationen 2006" sind in Tabelle 1 dargestellt. Rehabilitanden aus den Pflegeberuf-Gruppen sind häufiger weiblich im Vergleich zu Rehabilitanden aus anderen Berufsgruppen. Hinsichtlich des Alters zeigen sich kaum Unterschiede, Krankenpfleger/Hebammen sind jedoch ein Jahr jünger als die Rehabilitanden in anderen Berufsgruppen. Bei den Pflegeberuf-Gruppen kommen Krankheiten des Muskel-Skelett-Systems (MSE) sowie psychi-sche Erkrankungen ohne Sucht als zugrunde liegende Diagnose für eine Reha-bilitation häufiger vor als bei anderen Berufsgruppen. Neubildungen und Krank-heiten des Herzkreislaufsystems kommen bei den Pflegeberuf-Gruppen hingegen seltener vor als bei anderen Berufsgruppen.

Tabelle 1 Geschlecht, Alter bei Abschluss der Rehabilitation und zugrunde liegende Hauptdiagnosen für eine Rehabilitation nach Berufsgruppen (n=613.616)

	Kranken-pfleger/ Hebammen	Kranken-pflegehelfer/ Sanitäter	Alten- und Sozialpfleger	andere Berufs-gruppen	p-Wert
Gesamt in % (n)	2,9 % (17.903)	1,2 % (7.257)	2,1% (13.20)	93,8% (575.336)	-
Geschlecht %					
Männer	13,9%	19,5%	16,2%	55,3%	
Frauen	86,1%	80,5%	83,8%	44,7%	<0,001*
Alter in Jahren Median (IQR)	49,0 (12,0)	50,0 (13,0)	50,0 (12,0)	50,0 (14,0)	<0,001**
Hauptdiagnosen %					
Diagnose unbekannt	2,9%	4,4%	3,6%	2,9%	
Krankheiten des Muskel-Skelett-Systems (MSE)[1]	47,5%	49,9%	44,3%	41,4%	
Krankheiten des Verdauungssystems/ Stoffwechselkrankheiten	2,8%	2,9%	2,8%	4,0%	
Krankheiten des Atmungssystems	2,8%	3,0%	3,4%	2,5%	
Neubildungen	10,3%	7,6%	7,8%	11,2%	
Krankheiten des Urogenitalsystems	0,8%	0,3%	0,5%	0,4%	
Krankheiten des Nervensystems	3,2%	2,1%	4,0%	4,2%	
Krankheiten der Haut und der Unterhaut	1,0%	0,6%	1,6%	1,1%	
Krankheiten des Herzkreislaufsystems	4,1%	3,9%	4,1%	8,2%	
Psychische Erkrankung durch Medikamente, Drogen, Alkohol	2,2%	3,0%	2,7%	4,9%	
Psychische Erkrankungen ohne Sucht	17,2%	15,6%	19,7%	12,4%	
Sonstige Krankheiten	5,2%	6,9%	5,6%	7,1%	<0,001*

*Chi² nach Pearson
**H-Test nach Kruskal und Wallis
[1]Krankheiten des Muskel-Skelett-Systems (MSE) und des Bindegewebes
IQR= Interquartilsabstand (interquartile range)
Quelle: SUFRSDQJo6B, eigene Berechnungen

2.4.2 Rehabilitationen aufgrund von Muskel-Skelett-Erkrankungen (MSE)

Die folgende Abbildung 2 zeigt weitere Untersuchungen zu Diagnosen und Berufsgruppen mit dem SUF „Abgeschlossene Rehabilitation". Es wird die eingeschränkte Erwerbsfähigkeit der Rehabilitanden von <6 Stunden pro Tag nach Beendigung der Rehabilitationsmaßnahme im Jahr 2006 unabhängig von der Art der Erkrankungen und aufgrund von MSE dargestellt, wobei sich deutliche Unterschiede zwischen den Berufsgruppen zeigen. Unabhängig von der Art der Erkrankung liegt der Anteil der Beschäftigten mit einer eingeschränkten Erwerbsfähigkeit nach einer Rehabilitationsleistung bei Krankenpflegehelfern/Sanitätern bei 31,5% und ist damit am höchsten. Bei Alten- und Sozialpflegern beträgt dieser Anteil 27,9% und in anderen Berufsgruppen 24,3%. Bei Krankenpflegern/Hebammen hingegen ist der Anteil der Beschäftigten mit einer eingeschränkten Erwerbsfähigkeit am niedrigsten und liegt bei 22,2%. Betrachtet man den Anteil einer eingeschränkten Erwerbsfähigkeit nach einer Rehabilitation bei MSE zeigt sich ein ähnliches Bild: Bei Krankenpflegehelfern/Sanitätern (23,8%) und bei Alten- und Sozialpflegern (24,4%) ist der Anteil am höchsten, bei anderen Berufsgruppen liegt er etwas niedriger (17,1%) und bei Krankenpflegern/Hebammen (15,6%) fällt er am geringsten aus.

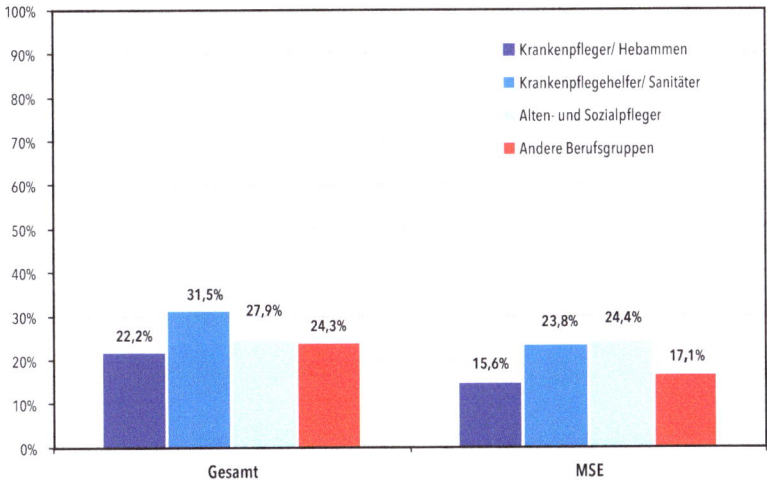

Abbildung 2 Eingeschränkte Erwerbsfähigkeit von <6 Stunden pro Tag im letzten Beruf nach einer Rehabilitationsleistung

Chi^2 nach Pearson p<0,001
MSE = Muskel-Skelett-Erkrankungen
Quelle: SUFRSDQJ06B, eigene Berechnungen

2.4.3 Einflussfaktoren auf eine eingeschränkte Erwerbsfähigkeit nach Muskel-Skelett-Erkrankungen (MSE)

Wie in Tabelle 2 zu erkennen ist, sind Beschäftigte zwischen 18 und 34 Jahren und zwischen 50 und 65 Jahren häufiger von einer eingeschränkten Erwerbsfähigkeit nach MSE betroffen als Beschäftigte im mittleren Alter (35 und 49 Jahre). Des Weiteren zeigt sich, dass Beschäftigte mit einer anderen Staatsangehörigkeit häufiger eine eingeschränkte Erwerbsfähigkeit aufweisen als deutsche Beschäftigte. Der Beruf hat ebenfalls einen Einfluss auf die Erwerbsfähigkeit. So ist das Risiko für eine eingeschränkte Erwerbsfähigkeit bei Krankenpflegern/Hebammen, bei Krankenpflegehelfern/Sanitätern sowie bei Alten- und Sozialpflegern etwa doppelt so hoch wie bei anderen Berufsgruppen. Unterschiede bezüglich einer eingeschränkten Erwerbsfähigkeit zeigen sich ebenso bei der beruflichen Stellung, da ungelernte Arbeiter sowie Facharbeiter/Meister häufiger betroffen sind als Angestellte/Beamte/Selbstständige. Zudem nimmt mit der Dauer der Arbeitsunfähigkeit in den zwölf Monaten vor der Rehabilitation das Risiko für eine eingeschränkte Erwerbsfähigkeit deutlich zu – je länger die Betroffenen arbeitsunfähig waren, desto höher ist das Risiko. Ein weiterer Einflussfaktor ist die Aufforderung der Krankenkasse oder der Bundesagentur für Arbeit, eine medizinische Rehabilitation zu beantragen. Wurde die Rehabilitation aufgrund einer solchen Antragstellung durchgeführt, ist die Erwerbsfähigkeit nach Abschluss der Rehabilitation häufiger eingeschränkt, als wenn dies nicht der Fall war.

Tabelle 2 Eingeschränkte Erwerbsfähigkeit von <6 Stunden bei Rehabilitanden mit einer Muskel-Skelett-Erkrankung

Variablen im Endmodell	eingeschränkt erwerbsfähig (<6 Std. pro Tag)	OR	95%CI
Alter			
18–34 Jahre	20,6 %	1,4	1,32–1,46
35–49 Jahre	15,0 %	1	-
50–65 Jahre	18,7 %	1,4	1,37–1,45
Staatsangehörigkeit			
deutsch	16,5 %	1	-
andere	28,1 %	1,3	1,27–1,39
Beruf			
Andere Berufsgruppe	17,1 %	1	-
Krankenpfleger/Hebammen	15,6 %	1,8	1,65–1,90
Krankenpflegehelfer/Sanitäter	23,8 %	1,9	1,65–2,04
Sozial- und Altenpfleger	24,4 %	2,2	2,06–2,40
Berufliche Stellung			
Angestellte/Beamte/Selbständige	9,6 %	1	-
Arbeiter (ungelernt)	22,8 %	2,4	2,42–2,59
Facharbeiter/Meister	23,1 %	2,8	2,81–2,99
AU in den letzten 12 Monaten			
keine	8,5 %	1	-
1 bis 3 Monate	10,6 %	1,3	1,20–1,31
3 bis 6 Monate	27,3 %	3,4	3,27–3,59
≥6 Monate	47,3 %	8,1	7,70–8,45
Aufforderung* zum Reha-Antrag			
trifft nicht zu	15,6 %	1	-
trifft zu	37,2 %	1,4	1,40–1,51

*Antrag auf Rehabilitation aus dem Rentenverfahren oder Aufforderung durch Krankenkasse bzw. Bundesagentur für Arbeit
Nagelkerkes R-Quadrat=0,200
Keinen Einfluss auf eine Erwerbsfähigkeit von <6 Stunden hatte das Geschlecht, der Familienstand, die Dauer der Reha-Behandlung
Quelle: SUFRSDQJo6B, eigene Berechnungen

2.4.4 Unterschiede bei Erwerbsminderungsrenten (EM-Renten) nach Berufsgruppen

Bei den Ergebnisse zum Fernrechendatensatz „Versichertenrentenzugang 2007" zeigt sich, dass der Anteil der Erwerbsminderungsrenten (EM-Renten) an allen Versichertenrentenzugängen im Jahr 2007 bei den Pflegeberuf-Gruppen deutlich höher ausfällt als bei anderen Berufsgruppen. Die prozentualen Anteile sind in Abbildung 3 dargestellt.

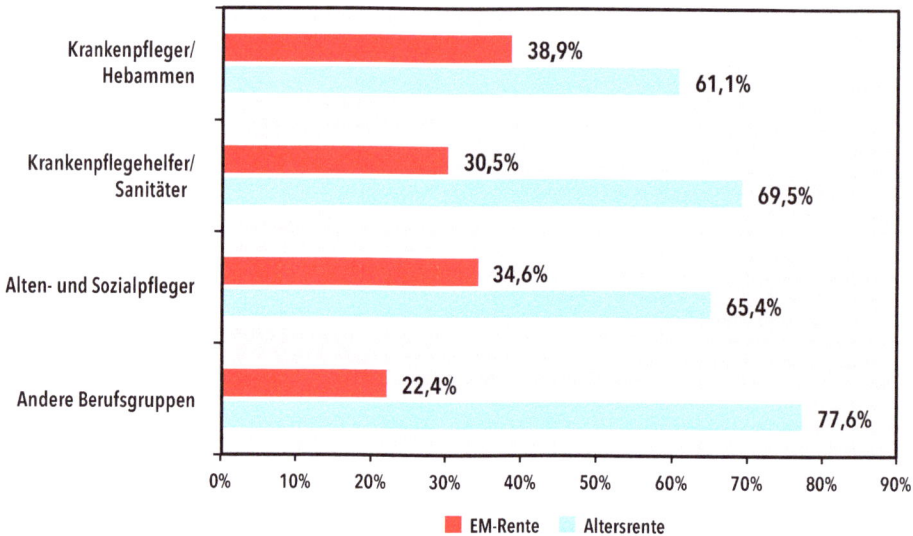

Abbildung 3   Anteil der Altersrenten und EM-Renten nach Berufgruppen im Rentenzugang 2007

Anmerkung: Chi^2 nach Pearson p<0,001.

Quelle: SUFRTZN07XVSBB, eigene Berechnungen aus dem Fernrechenverfahren

In Tabelle 3 sind die Ergebnisse aus der Stichprobe des Versichertenrentenzugangs 2007 nach Berufsgruppen dargestellt. Es zeigt sich, dass in den Pflegeberuf-Gruppen unter den EM-Rentnern häufiger Frauen als Männer anzutreffen sind. Bei anderen Berufsgruppen hingegen beziehen Männer häufiger eine EM-Rente. Hinsichtlich des Alters zu Beginn der EM-Rente gibt es keine Unterschiede. Mit Blick auf die Qualifikation weisen EM-Rentner in den Pflegeberuf-Gruppen häufiger einen Haupt- oder Realschulabschluss mit Berufausbildung auf als andere Berufsgruppen. Des Weiteren haben EM-Rentner in der Gruppe der Alten- und

Sozialpfleger deutlich häufiger einen Hochschul- oder Universitätsabschluss als in den anderen Pflegeberuf-Gruppen. EM-Rentner aus anderen Berufsgruppen sind vor der EM-Rente häufiger vollzeitbeschäftigt gewesen als EM-Rentner aus Pflegeberufen. Beim Bruttojahresarbeitsverdienst im Jahr vor Rentenbeginn zeigt sich, dass Krankenpfleger/Hebammen am besten verdient und Krankenpflegehelfer/Sanitäter den geringsten Verdienst erhalten haben.

Tabelle 3 Beschreibung der Stichprobe der Fälle mit Erwerbsminderungsrente (EM-Rente) nach Berufsgruppen (n=138.671)

	Kranken-pfleger/ Hebammen	Kranken-pflegehelfer/ Sanitäter	Alten- und Sozial-pfleger	andere Berufs-gruppen	p-Wert
Gesamt in % (n)	2,1% (2.914)	1,4% (1.885)	2,1% (2.905)	93,8% (130.967)	-
Geschlecht %					
Männer	11,6%	17,8%	17,7%	56,2%	
Frauen	88,4%	82,2%	82,3%	43,8%	<0,001*
Alter in Jahren Median (IQR)	51,0 (10,0)	52,0 (10,0)	51,0 (10,0)	52,0 (11,0)	<0,001**
Bildung und Berufs-Ausbildung in %					
Haupt-/Realschule ohne Berufsausbildung	1,9%	21,1%	10,1%	17,2%	
Haupt-/Realschule mit Berufsausbildung	87,1%	57,0%	68,6%	47,5%	
Abitur mit und ohne Berufsausbildung	3,9%	1,3%	2,9%	1,8%	
Hochschul- /Universitätsabschluss	0,6%	0,4%	4,9%	8,0%	
unbekannt	6,5%	20,2%	13,5%	25,5%	<0,001*
Voll- und Teilzeit-beschäftigung in %					
Vollzeit	53,2%	52,4%	51,4%	68,8%	
Teilzeit, über 18 Std.	40,0%	38,6%	39,6%	14,1%	
Teilzeit, unter 18 Std.	6,8%	9,0%	9,0%	17,0%	
Bruttojahresarbeitsver-dienst im Jahr vor der EM-Rente in € Median (IQR)	5,2%	6,9%	5,6%	7,1%	<0,001*

Chi^2 nach Pearson, **H-Test nach Kruskal und Wallis.
IQR= Interquartilsabstand (interquartile range)
Quelle: SUFRTZN07XVSBB, eigene Berechnungen aus dem Fernrechenverfahren

In Tabelle 4 sind die Hauptdiagnosen für Renten wegen Erwerbsminderung, der Rentenzahlbetrag sowie der prozentuale Anteil mindestens einer Rehabilitation in den fünf Jahren vor dem Rentenbeginn nach Berufsgruppen dargestellt.

Tabelle 4 Hauptdiagnosen für eine EM-Rente, prozentualer Anteil an Rehabilitationsleistungen und Rentenzahlbetrag nach Berufsgruppen

	Kranken-pfleger/ Hebammen	Kranken-pflegehelfer/ Sanitäter	Alten- und Sozial-pfleger	andere Berufs-gruppen	p-Wert
Hauptdiagnosen für EM-Renten					
Diagnose unbekannt	45,1 %	43,3 %	43,0 %	33,4 %	
Krankheiten des Muskel-Skelett-Systems und des Bindegewebes	19,8 %	19,6 %	19,7 %	16,1 %	
Krankheiten des Verdauungssystems/ Stoffwechselkrankheiten	2,4 %	2,2 %	3,3 %	4,0 %	
Krankheiten des Atmungssystems	1,3 %	2,4 %	2,0 %	2,5 %	
Neubildungen	13,5 %	12,3 %	13,0 %	14,8 %	
Krankheiten des Urogenitalsystems	0,7 %	0,7 %	0,8 %	1,0 %	
Krankheiten des Nervensystems	7,2 %	5,9 %	5,6 %	6,5 %	
Krankheiten der Haut und der Unterhaut	0,7 %	0,6 %	0,7 %	0,4 %	
Krankheiten des Herzkreislaufsystems	0,7 %	1,0 %	1,0 %	2,8 %	
Psychische Erkrankung durch Medikamente, Drogen, Alkohol	0,2 %	0,2 %	0,2 %	0,5 %	<0,001*
Psychische Erkrankungen ohne Sucht	2,9 %	4,8 %	4,6 %	7,2 %	
Sonstige Krankheiten	5,7 %	6,9 %	6,2 %	10,8 %	<0,001*
Rehabilitation (Reha) in den 5 Jahren vor EM-Rente					
Keine Reha	31,4 %	40,1 %	38,5 %	52,9 %	
Mindestens eine Reha	68,6 %	59,9 %	61,5 %	47,1 %	<0,001*
Rentenzahlbetrag in € Median (IQR)	744,98 € (437,89 €)	610,43 € (350,81 €)	599,22 € (361,96 €)	632,26 € (356,05 €)	<0,001**

*Chi^2 nach Pearson, **H-Test nach Kruskal und Wallis.
IQR= Interquartilsabstand (interquartile range)
Quelle: SUFRTZNo7XVSBB, Fernrechenverfahren und eigene Berechnungen

Bei der Betrachtung der zugrunde liegenden Hauptdiagnosen für eine EM-Rente fällt auf, dass bei Pflegeberuf-Gruppen mit ca. 20 % häufiger Krankheiten des Muskel-Skelett-Systems und des Bindegewebes vorkommen als in anderen Berufsgruppen mit ca. 16 %. Psychische Erkrankungen ohne Sucht hingegen finden sich häufiger bei anderen Berufsgruppen. Des Weiteren wird deutlich, dass in den Pflegeberuf-Gruppen die Diagnose häufiger unbekannt ist und bei anderen Berufsgruppen sonstige Krankheiten häufiger vorkommen. Ein deutlicher Unterschied zeigt sich außerdem bei der Anzahl der Rehabilitationsleistungen vor Erhalt einer EM-Rente. So liegt der Anteil der Personen mit Rehabilitationsleistungen in allen Pflegeberuf-Gruppen bei etwa 60 % und mehr, bei anderen Berufsgruppen waren es lediglich ca. 47 %. Bei den Angaben zum EM-Rentenzahlbetrag zeigt sich, dass Krankenpfleger/Hebammen die größte Summe ausbezahlt bekommen, die zweithöchste EM-Rente erhalten andere Berufsgruppen. Die Gruppen Krankenpflegehelfer/Sanitäter sowie die Alten- und Sozialpfleger erhalten im Mittel etwa die gleiche EM-Rente.

2.4.5 Einflussfaktoren, die zum Erhalt einer Erwerbsminderungsrente (EM-Rente) führen

Die Einflussfaktoren, die zum Erhalt einer Erwerbsminderungsrente (EM-Rente) führen, sind in Tabelle 5 dargestellt. Als ein Einflussfaktor für den Erhalt einer EM-Rente zeigt sich das Geschlecht, Männer erhalten etwas häufiger eine EM-Rente als Frauen. Außerdem sind Personen, die ledig, verwitwet oder getrennt lebend sind häufiger von einer EM-Rente betroffen als Personen, die verheiratet sind oder in einer Lebenspartnerschaft leben. Die Staatsangehörigkeit spielt ebenfalls eine Rolle. Bei Beschäftigten mit einer anderen Staatsangehörigkeit ist der Anteil der EM-Rentner höher als bei den autochthonen Rentenbeziehern. Ein Risikofaktor stellt außerdem der Beruf da. Wie in Abbildung 3 bereits deutlich zu erkennen ist, zeigt sich auch in der multivariaten Analyse, dass das Risiko für eine EM-Rente bei den Pflegeberuf-Gruppen im Vergleich zu anderen Berufsgruppen deutlich erhöht ist. Bei Krankenpflegern/Hebammen gibt es mit einem OR=2,6 ein etwa dreifaches Risiko, bei Sozial- und Altenpflegern mit einem OR=1,8 ein fast verdoppeltes Risiko und bei Krankenpflegehelfern/Sanitätern ist das Risiko mit einem OR=1,3 ebenfalls erhöht. Vollzeit-Beschäftigte oder Personen mit einer Beschäftigung von über 18 Stunden pro Woche beziehen ebenfalls häufiger eine EM-Rente. Ein deutliches Risiko zeigt sich auch beim Brutto-Jahresverdienst im Jahr vor dem EM-Renteneintritt. Bei Personen mit einem Verdienst bis zu 20.000 € gibt es ein Risiko von OR=5,4, bei

Personen mit einem Verdienst von 20.001 bis 30.000 € ein Risiko von OR=3,8 und bei Personen mit einem Verdienst von 30.001 bis 40.000 € ein Risiko von OR=2,4.

Tabelle 5 Einflussfaktoren für Erwerbsminderungsrenten im Vergleich zu Altersrenten

Variablen im Endmodell	EM-Rente	OR	95%CI
Geschlecht			
Männlich	23,8 %	1,3	1,26–1,30
Weiblich	21,8 %	1	-
Familienstand			
ledig, verwitwet, getrennt	35,0 %	2,2	2,21–2,26
verheiratet, LPS	18,4 %	1	-
Staatsangehörigkeit			
deutsch	22,4 %	1	-
andere	27,5 %	1,2	1,19–1,24
Beruf			-
andere Berufsgruppe	22,4 %	1	
Krankenpfleger/Hebammen	38,9 %	2,6	2,49–2,75
Krankenpflegehelfer/Sanitäter	30,5 %	1,3	1,19–1,34
Sozial- und Altenpfleger	34,6 %	1,8	1,70–1,87
Umfang der letzten Beschäftigung			
Vollzeit	28,7 %	2,7	2,69–2,78
Teilzeit, über 18 Std. pro Woche	16,9 %	1,5	1,44–1,50
Teilzeit, unter 18 Std. pro Woche	15,1 %	1	-

Fortsetzung Tabelle 5 Einflussfaktoren für Erwerbsminderungsrenten im Vergleich zu Altersrenten

Variablen im Endmodell	EM-Rente	OR	95%CI
Brutto-Jahresverdienst im Jahr vor der Rente			
bis 20.000 €	26,7%	5,4	5,22–5,51
20.001–30.000 €	25,7%	3,8	3,70–3,92
30.001–40.000 €	17,7%	2,4	2,31–2,46
>40.000 €	8,0%	1	-

Nagelkerkes R-Quadrat=0,206
OR= Odds Ratio, EM-Rente= Erwerbsminderungsrente, LPS= eingetragene Lebenspartnerschaft
Keinen Einfluss auf den Erhalt einer EM-Rente hatte die Bildung.
Das Alter wurde nicht im Modell geprüft, da sich aus dem Antragsverfahren ergibt, dass bei einer EM-Rente das Alter für den Bezug einer Altersrente nicht erreicht wurde. Somit würde das Alter im Modell zu Verzerrungen führen.
Die berufliche Stellung wurde nicht im Modell geprüft, da im SUF keine Informationen vorlagen, die eine sinnvolle Einordnung der beruflichen Stellung ermöglicht hätte.
Quelle: SUFRTZN07XVSBB, eigene Berechnungen aus dem Fernrechenverfahren

2.5 Zusammenfassung und Diskussion – Rehabilitationen und Erwerbsminderungsrenten bei Pflegepersonal

Mit Ausnahme von bereits veröffentlichten Teilen der hier dargestellten Ergebnissen (Harling et al. 2010a) war in Deutschland bisher unbekannt, wie viele Pflegekräfte von medizinischen Rehabilitationen und Erwerbsminderungsrenten (EM-Rente) und somit von einem vorzeitigen Berufsausstieg betroffen waren. Zusammenfassend lässt sich feststellen, dass die Ergebnisse die genannten Forschungshypothesen unterstützen. Die häufigste Diagnose für eine Rehabilitation sind Muskel-Skelett-Erkrankungen (MSE) und bei Beschäftigten aus Pflegeberufen sind diese häufiger der Anlass für eine Rehabilitation als bei Beschäftigten aus anderen Berufsgruppen. Zudem bestätigen Forschungsergebnisse, dass MSE häufig in Pflegeberufen auftreten (Ando et al. 2000, Hofmann et al. 2002, Menzel 2004, Kromark et al. 2008). In Pflegeberufen besteht im Vergleich zu anderen Berufsgruppen außerdem ein erhöhtes Risiko für eine eingeschränkte Erwerbsfähigkeit nach einer Rehabilitation aufgrund einer MSE. Bei den Krankenpflegern/Hebammen lassen sich diesbezüglich zwischen der bivariaten und der multivariaten Analyse Unterschiede erkennen, die auf einen Confounder-Effekt hindeuten. So zeigt sich in der bivariaten Analyse zunächst, dass der prozentuale Anteil der Krankenpflegern/Hebammen mit einer eingeschränkten Erwerbsfähigkeit etwas geringer ist als bei anderen Berufsgruppen. Da Krankenpfleger/Hebammen allerdings zu der Gruppe der Angestellten und Selbstständigen gehören, die ein geringeres Risiko für eine eingeschränkte Erwerbsfähigkeit aufweisen als Arbeiter, Facharbeiter und Meister, wirkt die berufliche Stellung in diesem Zusammenhang als Störfaktor oder als sogenannter „Confounder". In der bivariaten Analyse entsteht durch diesen Effekt der Eindruck, dass der Anteil der Krankenpfleger/Hebammen mit einer eingeschränkten Erwerbsfähigkeit geringer ist als bei anderen Berufsgruppen. Durch die Methode der multivariaten Analyse wurde dieser Effekt eliminiert. Im Anhang A in Tabelle A.1 ist die stratifizierte Analyse dargestellt, die den Confounding-Effekt durch die berufliche Stellung veranschaulicht.

Beschäftigte in Pflegeberufen beziehen außerdem häufiger eine EM-Rente als Beschäftigte aus anderen Berufsgruppen. Allerdings gibt es kaum Unterschiede hinsichtlich des Alters zu Beginn einer EM-Rente. Somit könnte dieser Unterschied auch durch Selektionseffekte durch das Alter begründet sein, wenn der Anteil der Beschäftigten über 50 Jahre in den Pflegeberuf-Gruppen höher liegt als in anderen Berufsgruppen. Solche Selektionseffekte durch das Alter können anhand der Datensätze jedoch nicht berechnet werden. Nach Angaben des Instituts für Arbeitsmarkt- und Berufsforschung (2012) der Bundesagentur für Arbeit bestätigt sich die Annahme über Selektionseffekte jedoch nicht. Demzufolge sind Beschäftigte in Pflegeberufen nicht älter als Beschäftigte in anderen Berufsgruppen (Anteil der Beschäftigten >50 Jahre: Krankenpfleger/Hebammen 29,4%, Krankenpflegehelfer/Sanitäter 23,9%, Alten- und Sozialpfleger 31,7%, andere Berufsgruppen 32,2%), was gegen einen Selektionseffekt spricht.

Insgesamt betrachtet lassen sich deutliche Unterschiede zwischen den einzelnen Berufsgruppen feststellen. Allerdings ist es durch den gesetzlich definierten DEÜV-Tätigkeitsschlüssel, der zur Bestimmung der Berufsgruppen verwendet wurde, nicht möglich, Altenpflegekräfte eindeutig zu identifizieren. Altenpflegekräfte werden unter der Berufsordnung 861 geführt und neben Altenpflegekräften werden unter dieser Bezeichnung sozialpflegerische Berufe wie Sozialarbeiter, Sozialpfleger, Fürsorger, Erziehungsberater, Familienpfleger und Dorfhelfer zusammengefasst. Diese Gruppe besteht also aus Berufen, die sehr unterschiedliche Zugangs- und Arbeitsbedingungen aufweisen. Zum Beispiel wird für die Tätigkeit als Sozialarbeiter ein Hochschul- bzw. Universitätsabschluss verlangt, für die Tätigkeit als Altenpflegekraft ist dies nicht der Fall. Dies erklärt auch den relativ hohen Anteil an EM-Rentnern mit einem Hochschul- bzw. Universitätsabschluss in der Gruppe der Alten- und Sozialpfleger. Außerdem ist die Tätigkeit als Altenpflegekraft sehr stark von pflegerischen Aufgaben und den damit einhergehenden Arbeitsbelastungen geprägt; die Arbeit als Sozialarbeiter oder Erziehungsberater hingegen beinhaltet andere Tätigkeiten. Dennoch lässt sich feststellen, dass die dargestellten Analysen gut geeignet sind, erste valide Hinweise auf Unterschiede zwischen Rehabilitanden und EM-Rentnern aus Pflegeberufen und anderen Berufsgruppen aufzuzeigen.

Wie schon bei den zugrunde liegenden Diagnosen für eine Rehabilitation zeigt sich bei den Diagnosen für den Bezug einer EM-Rente, dass bei Pflegeberufen MSE häufiger vorkommen als bei anderen Berufsgruppen. Allerdings ist zu beachten, dass der Anteil der unbekannten Hauptdiagnosen für den Bezug einer EM-Rente bei Pflegeberufen deutlich höher ausfällt als bei anderen Berufsgruppen, sodass hier nur eingeschränkt valide Aussagen möglich sind. Jedoch wird durch eine Untersuchung in England von insgesamt 1.994 Frührentnern des National Health Service (Ärzte, Krankenschwestern, Hebammen, Verwaltungsangestellte, Sanitäter) bestätigt, dass die häufigste Ursache für eine vorzeitige Berentung ebenfalls MSE waren (Pattani et al. 2001).

Im Hinblick auf die erfolgten Rehabilitationen bei einer MSE scheinen Beschäftigte im mittleren Alter zwischen 35 und 49 Jahren mehr von einer Rehabilitation zu profitieren als jüngere Personen und Personen über 50 Jahre. Ein Grund für diesen Zusammenhang könnte sein, dass ein sogenannter Healthy-Worker-Effekt vorliegt. So lässt sich vermuten, dass in belastenden Berufen (z. B. Baugewerbe) MSE schon in jungen Jahren auftreten, was dazu führt, dass die Betroffenen eine eingeschränkte Erwerbsfähigkeit aufweisen und den Beruf aufgeben. Dies wiederum hätte zur Folge, dass in der mittleren Altersgruppe die „Healthy Worker" verbleiben, die den Belastungen zunächst standhalten. Mit zunehmendem Alter scheint dieser Effekt jedoch an Bedeutung zu verlieren, da sich durch altersbedingte und degenerative Prozesse Beanspruchungen und Belastungen stärker auswirken und zu Schädigungen führen. Die Motivation trotz gesundheitlicher Einschränkung an den Arbeitsplatz zurückzukehren, könnte bei älteren Beschäftigten durch die Herausforderungen, die im Berufsleben an den Betroffenen gestellt werden, und durch die Erwartungen an eine Berentung zusätzlich beeinflusst sein. In Studien, in denen ältere Beschäftigte über 45 Jahre aus Pflegeberufen zum Berufsaustieg befragt wurden, zeigte sich, dass neben dem Mangel an flexiblen Arbeitszeiten, Arbeitsstress und die geringen Bemühungen des Arbeitgebers, das Personal zu halten, auch die Erwartungen an eine Berentung (z. B. mehr Freizeit) als Einflussfaktoren für einen Berufsausstieg identifiziert wurden (Andrews et al. 2005, Friis et al. 2007, Blakeley & Ribeiro 2008) (s. auch Kapitel 1.4). In eine ähnliche Richtung weist das Ergebnis, dass Beschäftigte mit einem Antrag auf Rehabilitation aus dem Rentenverfahren oder mit einer Aufforderung zum Antrag durch die Krankenkasse bzw. durch die Bundesagentur für Arbeit nach der Rehabilitation häufiger eine eingeschränkte Erwerbsfähigkeit aufweisen als andere Rehabilitanden.

Bei Beschäftigten aus Pflegeberufen fällt auf, dass diese nach einer Rehabilitation aufgrund von MSE ein erhöhtes Risiko für eine verminderte Erwerbsfähigkeit aufweisen. Gleichzeitig erhalten Beschäftigte aus Pflegeberufen häufiger eine EM-Rente, obwohl sie häufiger mindestens eine Rehabilitationsmaßnahme vor Beginn des EM-Rentenbezugs erhalten haben als Beschäftigte aus anderen Berufsgruppen. Aufgrund dessen lässt sich die Hypothese aufstellen, dass Rehabilitationsleistungen bei MSE in Pflegeberufen nicht den gewünschten langfristigen Erfolg haben. Es ist zu vermuten, dass durch die Arbeitsbedingungen in Pflegeberufen erneut Beanspruchungen und Belastungen im Bereich des muskuloskeletalen Systems entstehen und daher trotz Rehabilitation eine EM-Rente bezogen wird. Zudem zeigt sich, dass die Chronifizierung von Erkrankungen und Beschwerden einen Einfluss auf die Erwerbfähigkeit nach der Rehabilitation hat. Je länger die Betroffenen aufgrund einer MSE vor der Rehabilitation arbeitsunfähig waren, desto höher ist das Risiko für eine eingeschränkte Erwerbsfähigkeit nach einer erfolgten Rehabilitationsmaßnahme. Diese Ergebnisse unterstreichen noch einmal die Bedeutung von Prävention und Gesundheitsförderung, um die Erwerbsfähigkeit von Pflegekräften zu erhalten, da diese Maßnahmen vor der Entstehung von langfristigen Erkrankungen greifen (s. Kapitel 1.5). Wie bereits beschrieben fehlt es derzeit allerdings noch an geeigneten Screening-Instrumenten, um solche Maßnahmen gezielt einsetzen zu können. Insbesondere in Pflegeberufen scheint ein solches Instrument von Interesse, da die hier dargestellten Ergebnisse verdeutlichen, dass die Beschäftigten eine besondere Risikogruppe für eine verminderte Erwerbsfähigkeit und für den Bezug von EM-Renten darstellen.

3. Validierung der Nurse-Work Instability Scale (Nurse-WIS) – Ein Instrument zur Erfassung des Bedarfs an Prävention und Gesundheitsförderungsmaßnahmen bei Pflegekräften

Um frühzeitig Interventionen im Sinne von Sekundärprävention und Gesundheitsförderung für Pflegekräfte, die gefährdet sind, frühzeitig aus dem Beruf auszuscheiden, anbieten zu können, fehlt es bisher an effektiven Screening-Instrumenten. Ein neuer Fragebogen, der diesen Anforderungen zu entsprechen scheint und sinnvoll als Screening-Instrument eingesetzt werden könnte, ist die Nurse-Work Instability Scale (Nurse-WIS) (Gilworth et al. 2007). Dieser Fragebogen liegt bisher allerdings nur in englischsprachiger Version vor. Aufgrund dessen wurde eine Übersetzung des Fragebogens ins Deutsche und eine Validierung dieser Version der Nurse-WIS vorgenommen. Diese Validierung wird in diesem Teil der Arbeit detailliert dargestellt. Zunächst wird auf die Untersuchungsplanung und auf die Methoden der statistischen Analyse sowie auf die Methoden zur Überprüfung der Reliabilität und Validität eingegangen. Dem schließt sich die Ergebnisdarstellung und die Diskussion der Ergebnisse an.

3.1   Untersuchungsplanung zur Validierung der Nurse-WIS

Im folgenden Kapitel wird das zugrunde liegende Konzept der Work Instability für den Fragebogen sowie die Nurse-Work Instability Scale (Nurse-WIS) von Gilworth et al. (2007) und dessen Entwicklung genauer beschrieben. Außerdem wird die Methode, die zur Übersetzung der englischen Originalversion der Nurse-WIS in die deutsche Sprache eingesetzt wurde, erläutert. Des Weiteren wird die Untersuchungsplanung mit der Zielsetzung der empirischen Studie zur Validierung der Skala und das Studiendesign dargestellt. Die Untersuchungsplanung zur Validierung der Nurse-WIS wurde bereits im Vorfeld der Studie auf einem Workshop der Deutschen Gesellschaft für Epidemiologie („Erhebungsinstrumente im beruflichen und außerberuflichen Kontext – Validität und praktische Anwendung") vorgestellt und als Kurzbeitrag veröffentlicht (Harling et al. 2010b).

3.1.1 Das Konzept der „Work Instability"

Das Konzept der Work Instability wurde an der University of Leeds am Academic Department of Rehabilitation Medicine im Psychometric Laboratory for Health Sciences von der Forschergruppe um Gill Gilworth entwickelt und wie folgt definiert:

„Work Instability (WI) has been defined as a state in which the consequences
of a mismatch between an individual's functional and cognitive abilities and the
demands of his or her job can threaten continuing employment if not resolved."

(Gilworth et al. 2003)

Grundlage des Konzepts ist, dass einer Erwerbsminderung oder -unfähigkeit in der Regel ein Zeitintervall vorausgeht, in dem der Betroffene zunehmend Schwierig-keiten hat, seine Arbeitsaufgaben zu erfüllen. In dieser Zeitperiode der „Work Instability" besteht also ein Missverhältnis zwischen den beruflichen Anforde-rungen, die an die Person gestellt werden, und deren individuellen Fähigkeiten. Interventionen, die zu diesem Zeitpunkt eingesetzt werden, wie z. B. Prävention und Gesundheitsförderungsmaßnahmen können den drohenden Verlust der Erwerbsfähigkeit verhindern. Demzufolge ist eine frühzeitige Identifikation von einer „Work Instability" der Schlüssel, um eine Verschlechterung der Situation der Betroffenen zu vermeiden und eine lange Arbeitsunfähigkeitszeit bzw. Er-werbsminderung oder sogar Erwerbsunfähigkeit zu verhindern (Gilworth et al. 2003).

Das Konzept der Work Instability wurde bereits für verschiedene klinische Fachgebiete wie die rheumatoide Arthritis (Gilworth et al. 2003), für Morbus Bechterew (Gilworth et al. 2009) und für den Zustand nach einem Schädel-Hirn-Trauma erforscht (Gilworth et al. 2006).

3.1.2 Die Nurse-Work Instability Scale (Nurse-WIS)

Die Nurse-Work Instability Scale (Nurse-WIS) wurde auf Grundlage des Konzepts der Work Instability nach Gilworth et al. (2003) entwickelt. Sie ist ein berufsspezifisches Instrument zur Erfassung von Pflegekräften, die aufgrund der Symptome einer Muskel-Skelett-Erkrankung Schwierigkeiten haben, ihrer beruflichen Tätigkeit nachzukommen, und bei denen das Risiko einer Langzeit-Arbeitsunfähigkeit oder einer Erwerbsminderung besteht (Gilworth et al. 2007). Sie erfasst neben Beschwerden einer Muskel-Skelett-Erkrankung psychosoziale Faktoren. Die Skala besteht aus 30 Fragen, sogenannten Items, die mit 1=„richtig" und 0=„falsch" beantwortet werden können. Zur Berechnung eines Summen-scores werden die Punkte der Antworten addiert. Je höher der Wert dieses Summenscores ist, desto höher ist auch das Risiko für eine Work Instability und damit das Risiko für Langzeit-Arbeitsunfähigkeit oder Erwerbsminderung.

Nach Gilworth et al. (2007) wird dieser Summenscore in eine dreistufige Variable umgewandelt, wobei unterschiedliche Risikokategorien definiert werden. Bei einem Summenscore <10 Punkten besteht ein geringes Risiko, bei 10–19 Punkten ein mittleres Risiko und bei einem Wert ≥20 Punkten ein erhöhtes Risiko für Langzeit-Arbeitsunfähigkeit oder Erwerbsminderung.

Die Entwicklung der Nurse-WIS wurde in verschiedenen Phasen durchgeführt, die im Folgenden kurz erläutert werden (Abbildung 4). Auf eine detaillierte Darstellung wird jedoch verzichtet, diese findet sich bei Gilworth et al. (2007). Das Ziel von Phase 1 war es, relevante Aspekte im Rahmen der Berufstätigkeit von Pflegekräften zu ermitteln, die unter den Symptomen einer Muskel-Skelett-Erkrankung litten. Um dieses Ziel zu erreichen, wurden qualitative Interviews mit 48 Pflegekräften durchgeführt, transkribiert und anschließend im Rahmen einer Inhaltsanalyse ausgewertet. Aus den Ergebnissen wurde dann von sechs Wissenschaftlern aus dem Forscherteam mit unterschiedlichen beruflichen Qualifikationen und Expertenwissen eine erste Fassung der Nurse-WIS mit 168 Items entwickelt. Diese erste Fassung wurde dann in Phase 2 im Rahmen einer Fragebogenerhebung an 363 zufällig ausgewählte Pflegekräfte versendet (Response 59,9%). Das Ziel von Phase 2 war die Ermittlung einer Endfassung der Nurse-WIS durch Item-Reduktion anhand von Rasch-Analysen und die Testung der psychometrischen Eigenschaften dieser Fassung. Die Analysen ergaben die Endversion der Nurse-WIS mit 30 Items. In Phase 3 wurde die Kriteriumsvalidität anhand eines „Gold Standard Assessments" durchgeführt. Für diese Phase stimmten 27 der Pflegekräfte, die die erste Fassung der Nurse-WIS ausgefüllt hatten, zu, an einer Untersuchung durch einen ausgebildeten Arbeitstherapeuten teilzunehmen, der durch eine persönliche Untersuchung anhand eines vorgegebenen Protokolls (Gilworth et al. 2006, Gilworth et al. 2007) eine Einschätzung der Work Instability vornahm. Diese Untersuchung fand „geblindet" statt, der Arbeitstherapeut hatte also keine Kenntnis darüber, wie die Pflegekraft die Nurse-WIS ausgefüllt hatte. Der Vergleich der arbeitstherapeutischen Untersuchung mit dem Ergebnis nach der Nurse-WIS ergab eine Sensitivität von 75% und eine Spezifität von 100%. In Phase 4 wurde die Endfassung der Nurse-WIS mit 30 Items an insgesamt 296 Pflegekräfte (Response-Rate n=122, 41,2%) versendet, um die Konstruktvalidität der Endfassung anhand von Rasch-Analysen zu testen, wobei sich die Konstruktvalidität bestätigte (Item Trait Interaction Chi^2 ≥0,001). Des Weiteren wurde die Test-Retest-Reliabilität der Endversion getestet, indem den 122 Pflegekräften zwei Wochen später die Nurse-WIS ein zweites Mal zugesendet wurde. 78 Personen (Response-Rate 64%)

füllten die Nurse-WIS ein zweites Mal aus, wobei sich gute bis akzeptable Werte für die Test-Retest-Reliabilität ergaben.

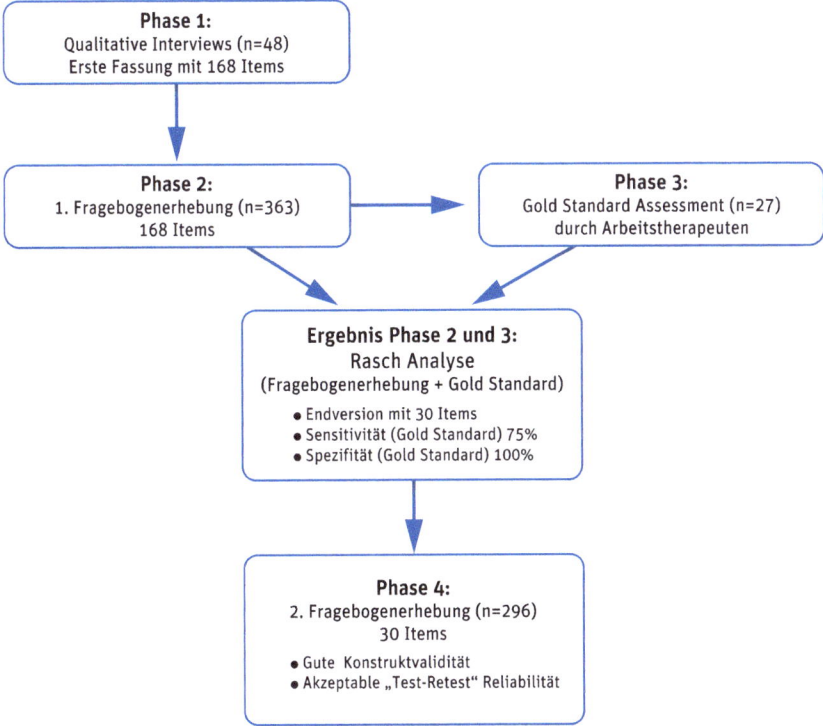

Abbildung 4: Entwicklung der Nurse-WIS an der University of Leeds (Gilworth et al. 2007)

Quelle: eigene Darstellung aus den Angaben aus Gilworth et al. (2007)

Bisher wurde dieses Instrument zur Erfassung einer drohenden Langzeit-Arbeitsunfähigkeit oder einer Erwerbsminderung bei Pflegekräften jedoch nicht validiert. Um die Validierung vornehmen zu können, wurde bei der University of Leeds eine Genehmigung zur Verwendung des Fragebogens eingeholt und der Original-Fragebogen in englischer Sprache wurde für die vorliegende Studie zur Verfügung gestellt.

3.1.3 Übersetzung der Nurse-WIS anhand einer forward-backward procedure

Die Nurse-WIS wurde anhand einer „forward-backward procedure" in die deutsche Sprache übersetzt (Harkness & Schoua-Glusberg 1998). Die englische Originalversion wurde dabei zunächst in die deutsche Sprache übersetzt. Diese Fassung wurde auf Verständlichkeit und Äquivalenz mit der englischen Original-version geprüft und ins Englische zurückübersetzt. In einem Experten-Workshop, an dem ein Arbeitsmediziner, eine Epidemiologin, eine Professorin der Pflege-wissenschaften, zwei Gesundheitswissenschaftlerinnen und eine Psychologin teilnahmen, wurde dann die englische Originalversion, die deutsche Version und deren zurückübersetzte Version verglichen, diskutiert und über die endgültige Formulierung („Commitee Assessment") befunden. Die resultierende Version wurde in einem Pretest mit n=87 getestet, wobei sich keine nennenswerten Änderungen ergaben (s. Kapitel 3.2.4).

3.1.4 Zielsetzung der Validierungsstudie und das Studiendesign

Im Rahmen einer empirischen Studie wurden die psychometrischen Eigen-schaften sowie die Validität der Nurse-WIS getestet, wobei folgende Fragestellungen untersucht wurden:

- Ist die Nurse-WIS im deutschsprachigen Raum einsetzbar?
- Ist die Nurse-WIS ein zuverlässiges Messinstrument (Überprüfung der Reliabilität)?
- Ist die Nurse-WIS in der Lage, eine Work Instability bei Pflegekräften zu erfassen (Überprüfung der konvergenten Validität)?
- Ist die Nurse-WIS in der Lage, eine Langzeit-Arbeitsunfähigkeit bzw. eine Erwerbsminderung vorherzusagen (Überprüfung der prognos-tischen Validität)?

Um diese Fragen zu beantworten, wurde eine Kohorte von Altenpflegekräften prospektiv über zwölf Monate untersucht. Die Untersuchung dieser Kohorte fand an zwei Erhebungszeitpunkten statt. T1, die Baseline-Erhebung, wurde zwischen Ende September 2010 und Ende November 2010 durchgeführt, wobei die Studien-teilnehmer standardisierte Fragebögen mit der Nurse-WIS erhielten. Anhand der Daten, die zu T1 erhoben wurden, wurde die Prüfung der Reliabilität und Validität der Nurse-WIS vorgenommen. T2 erfolgte zwölf Monate nach Versendung der Fragebögen für die Baseline-Erhebung, wobei die Studienteilnehmer jeweils einen zweiten Fragebogen erhielten, mit dem vor allem Daten zur Arbeitsunfähigkeit erhoben wurden. Für die Analyse zur Ermittlung des prognostischen Werts der Nurse-WIS wurden die Daten aus der Baseline-Erhebung und aus der Follow-up-Erhebung anhand eines Pseudonyms, der sogenannten Identifikationsnummer (s. Kapitel 3.2.5), zusammengeführt. In Abbildung 5 ist das Studiendesign mit den zugehörigen Analyseschritten, die zur Beantwortung der obengenannten Fragestellungen in den unterschiedlichen Studienphasen durchgeführt wurden, dargestellt.

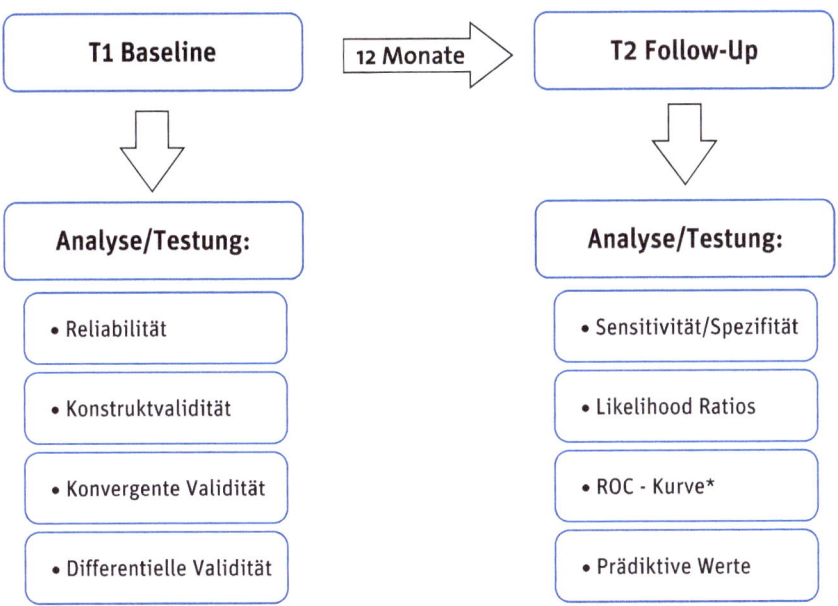

Abbildung 5 Darstellung des Studiendesigns mit den unterschiedlichen Analyseschritten.

*Receiver Operating Characteristic (ROC) – Kurve (Testung des Grenzwerts der Nurse-WIS)

Quelle: eigene Darstellung

3.1.5 Kooperationspartner und Sponsoren

Die vorliegende Studie zur Validierung der Nurse-WIS wurde am Institut für Versorgungsforschung in der Dermatologie und bei Pflegeberufen (IVDP) am Competenzzentrum Epidemiologie und Versorgungsforschung bei Pflegeberufen (CVcare) durchgeführt. Finanziell wurde die Studie von der Berufsgenossenschaft für Gesundheitsdienst und Wohlfahrtspflege (BGW) unterstützt. Außerdem unterstützte die BGW mittels Ziehung einer randomisierten Stichprobe aus der Adressliste der Mitgliedsbetriebe die Untersuchung durch die Akquise von Einrichtungen der stationären Altenpflege, die sich bereit erklärt haben, die Datenerhebung in ihrem Hause durchführen zu lassen (s. Kapitel 3.2.5). Aufgrund der Tatsache, dass die vorliegende Untersuchung unter anderem mit Fragen nach der Arbeitsfähigkeit, nach Erkrankungen und mit Fragen der psychischen Befindlichkeit Tabuthemen behandelt, wurde zur Teilnahmemotivation der Studienteilnehmer ein Preisausschreiben organisiert, in dessen Rahmen ein Reisegutschein für ein Wellness-Wochenende im „Maritim Strandhotel Travemünde" von der gleichnamigen Hotel-Kette gestiftet wurde.

3.2   Die Datenerhebung

Das folgende Kapitel beschreibt die Entwicklung der Erhebungsinstrumente für T1 und für T2. Um die Fragestellung der Validierungsstudie zu beantworten, wurden neben der Nurse-Work Instability Scale (Nurse-WIS) eigenständig entwickelte Fragen und andere auf ihre Reliabilität und Validität hin geprüfte Instrumente eingesetzt. Außerdem werden der Pretest, der vor der eigentlichen Datenerhebung durchgeführt wurde, der Ablauf der Datenerhebung und die Maßnahmen zur Einhaltung des Datenschutzes beschrieben.

3.2.1 Das Erhebungsinstrument für T1

Zur Erfassung der notwendigen Daten wurden zu T1 sowie zu T2 standardisierte Fragebögen eingesetzt. Im Folgenden wird der Fragebogen, der für die Datenerhebung zu T1 eingesetzt wurde, genauer beschrieben. Zur Erfassung der notwendigen Daten zur Überprüfung der Reliabilität und der Validität wurden verschiedene Merkmalskomplexe entwickelt und es wurden andere, bereits validierte und geprüfte Instrumente und Skalen eingesetzt. Diese Merkmalskomplexe und Skalen wurden wiederum anhand von mehreren Fragen bzw. Items operationalisiert. Zur Datenerhebung wurde im Fragebogen diese Struktur beibehalten.

In der folgenden Tabelle 6 sind diese Komplexe mit den zugehörigen Frageblöcken und deren Benennung bzw. Nummerierung im Erhebungsinstrument benannt:

Tabelle 6 Merkmalskomplexe und die zughörigen Frageblöcke im Fragebogen

Merkmalskomplex/Skala	Frageblock im Fragebogen
Soziodemografische Merkmale	Teil A
Berufliche Situation	Teil B
Work Ability Index (WAI)	Teil C
Gesundheitsbezogene Lebensqualität (SF-12)	Teil D
Subjektive Prognose der Erwerbsfähigkeit (SPE)	Frage D8 bis Frage D10
Arbeitszufriedenheit (COPSOQ)	Teil E
Nurse-WIS	Teil F
Allgemeine Depressionsskala (ADS)	Teil G
Angaben zur Arbeitsunfähigkeit und den zugrunde liegenden Erkrankungen in den letzten 12 Monaten	Frage C5, C5a
Angaben zum Antrag auf Frührente bzw. Erwerbsminderungsrente aufgrund von gesundheitlichen Problemen	Frage C8, D10, D11,

Des Weiteren werden die unterschiedlichen Merkmalskomplexe und Skalen genauer beschrieben.

Soziodemografische Merkmale und berufliche Situation

Der Frageblock zu den soziodemografischen Merkmalen besteht aus vier Fragen und erhebt Angaben zum Geschlecht, zum Alter, zum Herkunftsland und zur Schulbildung. Der Frageblock zur beruflichen Situation besteht ebenfalls aus vier Fragen. Erfasst werden Daten über die Ausbildung in der Pflege, Daten über die Dauer der Berufstätigkeit in Jahren, der Umfang der Beschäftigung (z. B. Vollzeit mit einer wöchentlichen Arbeitszeit von 35 Stunden und mehr) und Angaben über die Dienstzeiten (z. B. Wechselschicht).

Der Work Ability Index (WAI)

In den frühen 80er Jahren haben finnische Arbeitswissenschaftler ein Fragebogeninstrument zur Erfassung von Arbeitsfähigkeit entwickelt, wobei der Work Ability Index (WAI) anhand umfassender Untersuchungen entstanden ist. Inzwischen liegt der WAI in 25 Sprachen vor. In Deutschland wird er seit etwa 15 Jahren eingesetzt, wobei die deutsche Fassung auf der zweiten überarbeiteten Auflage der englischsprachigen Fassung von Tuomi (1998) basiert. Der WAI ist ein Index, der zur Bewertung der Arbeitsfähigkeit erhoben wird. Es wird ermittelt, inwieweit ein Beschäftigter aufgrund seiner individuellen Voraussetzungen und angesichts der bei ihm vorliegenden Arbeitsbedingungen in der Lage ist, seinen Arbeitsaufgaben nachzukommen. In der vorliegenden Studie wird die Kurzversion des WAI eingesetzt. Anhand von sieben Dimensionen, die aus zehn Fragen bzw. Item-Komplexen bestehen, werden die physischen und psychischen Arbeitsanforderungen, der Gesundheitszustand und die Leistungsvoraussetzungen des Arbeitnehmers erfasst. Für jede Dimension werden Punkte vergeben, woraus ein Gesamtergebnis zwischen sieben und 49 Punkten resultiert. Je höher dieser Punktwert, desto besser ist die derzeitige Arbeitsfähigkeit (Ilmarinen & Tuomi 2004, Hasselhorn & Freude 2007).

Die gesundheitsbezogene Lebensqualität (SF-12)

Der Short Form 36 (SF-36) und der Short Form 12 (SF-12) stellen gekürzte Versionen des Health Survey Questionnaire dar, der aus 149 Items besteht und in den USA in den 60er- und 70er-Jahren im Zusammenhang mit der Medical Outcomes Study entwickelt wurde. Aus Praktikabilitätsgründen hat sich nicht der umfassende Fragebogen, sondern die kürzere Form mit 36 Items bzw. mit 12 Items durchgesetzt. Der SF-36 und der SF-12 sind reliable und validierte Instrumente zur Erfassung der gesundheitsbezogenen Lebensqualität und eignen sich sowohl für den Einsatz bei gesunden als auch bei kranken Menschen (Bullinger et al. 1995, Bullinger und Kirchberger 1998, Bullinger et al. 2003).

Die 36 Items des SF-36 sind acht Dimensionen der subjektiven Gesundheit zugeordnet: körperliche Funktionsfähigkeit, körperliche Rollenfunktion, Schmerz, allgemeine Gesundheitswahrnehmung, Vitalität, soziale Funktionsfähigkeit, emotionale Rollenfunktion und psychisches Wohlbefinden. Die Antwortmöglichkeiten sind dichotome oder mehrstufige Likert-Skalen. Die aus den Antwortpunkten ermittelten Skalenwerte können Werte zwischen 0 und 100 Punkten erreichen, wobei niedrige Werte schlechteres und höhere Werte besseres Befinden widerspiegeln. Aus der Anwendung des SF-36 wurde festgestellt, dass der körperliche und der psychische Faktor 80–85% der Varianz der acht Skalen des SF-36 aufklärt. So war die Reduktion der Itemzahl von 36 auf 12 ohne schwerwiegenden Verlust an Informationen möglich. Beim Einsatz des SF-12 werden also lediglich die psychische und die körperliche Summenskala gebildet, wobei die 12 Items mit unterschiedlichem Gewicht zum Scoring der beiden Summenskalen eingesetzt werden.

Subjektive Prognose der Erwerbsfähigkeit (SPE)

Die Skala zur Messung der subjektiven Prognose der Erwerbstätigkeit (SPE-Skala) umfasst drei Items und ist daher aufwandsarm einsetzbar und ökonomisch. Die drei Items beziehen sich auf (1) die Erwartung, aufgrund des derzeitigen Gesundheitszustandes bis zum Erreichen des gesetzlichen Rentenalters berufstätig sein zu können, (2) die dauerhafte Gefährdung der Erwerbstätigkeit und (3) den Gedanken daran, einen Antrag auf vorzeitige Berentung aus Gesundheitsgründen zu stellen. Die Beantwortung dieser Items wird addiert, sodass ein Summenwert von 0 bis 3 Punkten entsteht. Je höher dieser Wert, desto schlechter ist die subjektive Prognose der Erwerbsfähigkeit. Anhand einer großen Bevölkerungsstichprobe wurde die SPE-Skala auf ihre psychometrischen Eigenschaften sowie auf Reliabilität und Validität überprüft. Die SPE-Skala eignet sich für die epidemiologische Forschung (Mittag & Raspe 2003, Mittag et al. 2006).

Arbeitszufriedenheit (COPSOQ)

Im Rahmen der vorliegenden Validierungsstudie wurde die Skala zur Erfassung der Arbeitszufriedenheit aus der deutschen Version des standardisierten Copenhagen-Psychosocial-Questionnaire-Fragebogens (COPSOQ) verwendet. Der COPSOQ-Fragebogen ist ein Screening-Instrument zur Erfassung der psychischen Belastung und Beanspruchung bei der Arbeit und geht auf eine Studie des dänischen National Institute for Occupational Health in Kopenhagen zurück. In einer deutschen Studie wurde der Fragebogen an einer großen Stichprobe (N>2000) geprüft und dessen Messqualität bewertet (Nübling et al. 2005, Nübling et al. 2006). Die deutsche Standardversion umfasst 22 Skalen und drei Einzel-Items (insgesamt 87 Items). Für die vorliegende Studie wurde die Skala zur Erfassung der Arbeitszufriedenheit verwendet, die aus insgesamt sieben Items besteht. Für die Beantwortung dieser Items wurde eine vierstufige Antwortskala vorgegeben, wobei die erste Kategorie den Maximalwert („sehr zufrieden") und die letzte den Minimalwert („sehr unzufrieden") darstellt. Diese kategorialen Items wurden auf den Wertebereich zwischen 0 und 100 Punkten (min=0; max=100) transformiert und in einer neuen Variable zusammengefasst. Diese Variable beschreibt das Ausmaß der Arbeitszufriedenheit, wobei hohe Werte für eine hohe Arbeitszufriedenheit sprechen (Nübling et al. 2005, Nübling et al. 2006).

Allgemeine Depressionsskala (ADS)

Die Allgemeine Depressionsskala (ADS) entstand aus der Depression Scale des Center for Epidemiological Studies (CES-D-Skala) und wurde im deutschen Sprachraum validiert. Für die ADS liegt eine Langform mit 20 Items und eine Kurzform mit 15 Items vor, die für die vorliegende Studie verwendet wurde. Alle 15 Items werden auf einer vierstufigen Likert-Skala von „selten" (0) bis „meistens" (3) beantwortet (Item neun und zwölf sind umgekehrt gepolt, sodass eine Antwort mit „selten" eine depressive Symptomatik ausdrückt und deshalb den Punktwert 3 erhält). Zur Ermittlung des Skalenwerts werden die Punkte der Antworten aufsummiert, wobei höhere Werte für eine höhere Wahrscheinlichkeit von depressiven Symptomen sprechen (Hautzinger & Bailer 1993).

Angaben zur Arbeitsunfähigkeit und den zugrunde liegenden Erkrankungen in den vorangegangenen zwölf Monaten

Um die Angaben zur Arbeitsunfähigkeit im Fragebogen detailliert zu erheben, wurde die Antwortkategorie einer Frage aus dem WAI (Frage Nr. C 5 im Fragebogen) verändert. Die Studienteilnehmer werden im Rahmen des WAI-Fragebogens gebeten anzugeben, wie viele ganze Tage sie aufgrund eines gesundheitlichen Problems in den vorangegangenen zwölf Monaten der Arbeit ferngeblieben sind. Die Antwort besteht in der WAI-Originalversion aus einer Likert-Skala mit fünf Antwortmöglichkeiten. Die Antwortmöglichkeiten wurden jedoch umformuliert, sodass die Studienteilnehmer nun die Möglichkeit hatten, die Anzahl der Arbeitsunfähigkeitstage und den jeweiligen Grund pro Arbeitsunfähigkeitsfall anzugeben. Das heißt, die Studienteilnehmer hatten die Möglichkeit, bis zu fünf Erkrankungen (oder andere Gründe, z. B. „Kind krank") und die Anzahl der Arbeitsunfähigkeitstage für diese Erkrankung anzugeben. Dieses Verfahren wurde aus verschiedenen Gründen angewendet: Erstens konnte so die gesamte Anzahl der Arbeitsunfähigkeitstage detailliert als metrische Variable erhoben werden.

Zweitens konnte der Grund der Arbeitsunfähigkeit ermittelt werden und drittens war es auf diese Weise möglich, die Arbeitsunfähigkeit aufgrund verschiedener Erkrankungen getrennt zu erheben. Aus den Angaben zur Arbeitsunfähigkeit und den zugrunde liegenden Erkrankungen wurden im Rahmen der Analyse zentrale Untersuchungsvariablen gebildet, die im Folgenden dargestellt werden:

Anzahl der Arbeitsunfähigkeitstage in den vorangegangenen zwölf Monaten.

Aus den Angaben zu der Anzahl der Arbeitsunfähigkeitstage für jeden einzelnen Erkrankungsfall wurde die Gesamtanzahl der Arbeitsunfähigkeitstage aufsummiert. Arbeitsunfähigkeitszeiten, die aufgrund anderer Gründe entstanden sind (z. B. „Kind krank") wurden bei der Analyse nicht berücksichtigt.

Langzeit-Arbeitsunfähigkeit in den vorangegangenen zwölf Monaten.

Der Begriff der Langzeit-Arbeitsunfähigkeit begründet sich nicht durch eine medizinische, sondern durch eine sozialrechtliche Definition. Unter diesem Begriff versteht man in Deutschland eine Arbeitsunfähigkeit von mehr als 42 Tagen, da nach diesem Zeitraum die sechswöchige Entgeltfortzahlung durch den Arbeitgeber durch die Krankengeldzahlung der Krankenkassen ersetzt wird (Bödeker & Zelen 2008). Aufgrund dessen wurde eine dichotome Variable aus der Gesamtanzahl der Arbeitsunfähigkeitstage gebildet, wobei eine Arbeitsunfähigkeit von >42 Tage als eine Langzeit-Arbeitsunfähigkeit definiert wurde.

Beschwerden und Symptome von arbeitsbezogenen Muskel-Skelett-Erkrankung (MSE).

Derzeit gibt es keine einheitliche Definition, welche Erkrankungen zu den arbeitsbezogenen MSE gezählt werden. In der Literatur werden jedoch vorwiegend Erkrankungen des Rückens und der oberen Extremität, d. h. Erkrankungen in Nacken, Schulter, Ellenbogen, Hand, Handgelenk, und des unteren Rückens als arbeitsbezogene Muskel-Skelett-Erkrankungen betrachtet. Des Weiteren zeigt sich in der Literatur bereits Evidenz für einen kausalen Zusammenhang zwischen arbeitsbedingten Auslösefaktoren und Erkrankungen in diesen Körperregionen (Bernard 1997, Sluiter et al. 2001, Hartmann & Spallek 2009). Deshalb wurde in der vorliegenden

Arbeit eine dichotome Variable gebildet, in der ebenfalls Beschwerden und Erkrankungen des Rückens und der oberen Extremität als arbeitsbezogene MSE betrachtet wurden.

Psychische Befindlichkeitsstörungen

Unter diesem Begriff wurden Angaben der Studienteilnehmer zum Grund einer Arbeitsunfähigkeit wie „Burnout", „totale Erschöpfung" oder „depressive Verstimmung" in einer dichotomen Variable zusammengefasst.

Erkrankungen der unteren Extremität und degenerative Erkrankungen

Knieerkrankungen (z. B. Meniskusriss) und degenerative Erkrankungen wie Arthrose, Osteoporose und Rheuma wurden unter dieser Erkrankungsgruppe subsumiert.

Andere akute Erkrankungen

In der vorliegenden Arbeit stellt dieser Begriff alle akuten Erkrankungen wie akute Atemwegsinfektionen, Magen-Darm-Erkrankungen und Verletzungen dar.

3.2.2 Das Erhebungsinstrument für T2

Wie in Kapitel 3.1.4 bereits beschrieben, wurde anhand der Daten aus T2 die Prüfung der prognostischen Validität vorgenommen. Aufgrund dessen wurde für T2 eine modifizierte Version des Erhebungsinstruments aus T1 eingesetzt, dass neben den Merkmalskomplexen „Soziodemografische Merkmale" und „Berufliche Situation" vor allem die Merkmalskomplexe „Angaben zur Arbeitsunfähigkeit und den zugrunde liegenden Erkrankungen in den letzten zwölf Monaten" und „Angaben zum Antrag auf Frührente bzw. Erwerbsminderungsrente aufgrund von gesundheitlichen Problemen" erfasste (s. Tabelle 6). Da diese Merkmalskomplexe bereits in Kapitel 3.2.2 umfassend dargestellt sind, wird an dieser Stelle auf weitere Ausführungen verzichtet.

3.2.3 Der Pretest

Von Mai bis Juni 2010 wurde ein Pretest als Vorlauf der späteren Datenerhebung durchgeführt, um Hinweise auf eventuell notwendige Änderungen des Fragebogens und gegebenenfalls auf Schwierigkeiten beim Ablauf der Datenerhebung

zu erhalten. Im Pretest wurde lediglich der Fragebogen für T1 getestet, da der Fragebogen für T2 eine gekürzte Version dessen aus T1 darstellt und ein weiterer
Pretest damit unnötig war. Wie für die Hauptbefragung geplant, wurde für den
Pretest allen Beschäftigten einer Altenpflegeeinrichtung (n=43) auf ihrer Arbeitsstelle der Fragebogen mit den Studienunterlagen übergeben. Wie bei der Hauptbefragung lagen den Studienunterlagen Informationen zur Studie (sowie zum
Pretest), ein Flyer, ein frankierter Rückumschlag und eine Einverständniserklärung
bei. Zusätzlich wurden die Beschäftigten gebeten, gegebenenfalls Anmerkungen
im Fragebogen zu machen, falls etwas für sie missverständlich sein sollte. Insgesamt 16 Personen füllten den Fragebogen aus und schickten diesen mit der Einverständniserklärung zurück (Response-Rate 37%). Außerdem ließ sich feststellen, dass
das geplante Verfahren zur Akquise der Studienteilnehmer ohne Schwierigkeiten
durchzuführen war. Des Weiteren wurde ein zweiter Pretest bei Auszubildenden einer
Berufsschule für Altenpflege durchgeführt, wobei der Fragebogen während
einer Unterrichtsstunde an alle 44 Schüler verteilt wurde. Nach der Stunde gaben
alle Schüler den Bogen (anonymisiert) wieder ab. Die Teilnehmer des Pretest
hatten überwiegend alle Fragen beantwortet (96%). Bei keiner Frage lag die Rate
fehlender Angaben über 5%. Anmerkungen der Befragten zu inhaltlichen Ver-
ständnisproblemen gab es nicht. Nach Sichtung und Auswertung aller Fragebögen
wurde deutlich, dass nur geringfügige Änderungen im Layout des Erhebungsinstruments nötig waren, die an dieser Stelle nicht näher ausgeführt werden.

3.2.4 Feldzugang und Datenschutz

Die Studienteilnehmer wurden über Einrichtungen der stationären Altenpflege akquiriert. Die Auswahl der Einrichtungen erfolgte mittels Ziehung einer
randomisierten Stichprobe aus der Adressliste der Mitgliedsbetriebe der Berufsgenossenschaft für Gesundheitsdienst und Wohlfahrtspflege (BGW). Diese
Einrichtungen wurden telefonisch kontaktiert und bei Interesse wurde ihnen
Informationsmaterial über die Studie sowie ein Beispiel der Studienunterlagen
zugesendet. Bei Zustimmung der Einrichtung und des Betriebsrats bzw. der betrieblichen Interessenvertretung erhielten die Einrichtungen die Studienunterlagen, die sie auf der Arbeitsstelle für ihre Beschäftigten auslegten. Die Studienunterlagen waren in Blanko-Form jeweils einzeln in einem DIN-A4 Umschlag
verpackt. Jeder Umschlag enthielt ein Informationsschreiben, einen Flyer mit
Erläuterungen zur Studie und zum Datenschutz, eine Einwilligungserklärung, den
Fragebogen und einen adressierten und frankierten Rückumschlag .

Um den Einrichtungen eine ausreichende Anzahl an Studienunterlagen zukommen lassen zu können, gaben diese an, wie viele Pflegekräfte sie beschäftigten. Bei Interesse an der Studie konnten die Pflegekräfte die ausliegenden Studienunterlagen entweder in der Arbeitsstelle oder zu Hause ausfüllen und dann zurücksenden. Die Einrichtung als Arbeitgeber hatte also weder Kenntnis darüber, welche Pflegekraft an der Studie teilgenommen hat, noch hatte sie Einblick in die ausgefüllten Studienunterlagen. Die Pflegekräfte, die an der Studie teilgenommen haben, erklärten sich mit der Einwilligungserklärung bereit, auch an der Follow-up-Erhebung (T2) teilzunehmen und gaben ihren Namen und ihre Adresse an. Nach Rücksendung der Unterlagen wurde der ausgefüllte Fragebogen und die Einwilligungserklärung mit einem Pseudonym, der sogenannten Identifikationsnummer, versehen und getrennt voneinander aufbewahrt. Die Einwilligungserklärungen mit Namen und Adresse wurden gemäß der Bestimmungen des Bundesdatenschutzgesetzes verschlossen und sicher aufbewahrt; die Daten wurden ausschließlich genutzt, um im Rahmen der Follow-up-Erhebung die Studienteilnehmer ein Jahr später wieder anzuschreiben. Vor Versendung der Unterlagen für die Follow-up-Erhebung (Informationsschreiben, Fragebogen, adressierter und frankierter Rückumschlag) wurde die entsprechende Identifikationsnummer auf den Fragebogen aufgedruckt. Anhand dieser Nummer konnte dann, falls der Studienteilnehmer auch den zweiten Bogen zurückgesendet hat, der Fragebogen aus der Baseline-Erhebung mit dem Fragebogen aus der Follow-up-Erhebung zusammengeführt werden. Die Verarbeitung und Auswertung der Daten erfolgte also ausschließlich ohne Namen der Studienteilnehmer anhand der Identifikationsnummer. Dieses Verfahren wurde mithilfe des Hamburger Beauftragten für Datenschutz entwickelt; zudem liegt ein positives Votum der Ethikkommission der Hamburger Ärztekammer zur Durchführung der Studie vor. Alle Bestimmungen des Datenschutzes wurden damit eingehalten.

3.3 Statistische Analysemethoden

Die in der vorliegenden Studie angewendeten statistischen Verfahren zur Überprüfung der Reliabilität und Validität stellen Voraussetzungen an die Daten, die es notwendig machen, den erhobenen Datensatz hinsichtlich des Einflusses von fehlenden Werten und hinsichtlich der Verteilungsformen zu untersuchen. Im folgenden Kapitel werden die Methoden und Verfahren vorgestellt, mit deren Hilfe diese Grundvoraussetzungen überprüft wurden. Alle Analyseschritte wurden mit dem Statistikpaket PASW Statistics 18, Version 18.0.0 durchgeführt.

3.3.1 Missing-Analyse und Umgang mit fehlenden Werten

Fehlende Daten in einem Datensatz können anhand verschiedener Kennzahlen, den sogenannten Missing-Data-Maßen, untersucht und beschrieben werden. Diese können sich auf die Fälle oder auf die Variablen beziehen (Bankhofer 1995). In einem ersten Schritt wurden das absolute Ausmaß und der Prozentsatz der fehlenden Daten pro Fall, also für jeden Studienteilnehmer, berechnet. Bei einem hohen Anteil fehlender Daten bei einzelnen Teilnehmern kann vermutet werden, dass die Teilnahmebereitschaft an der Studie gering war. In diesem Fall sind Ungenauigkeiten in den Daten zu erwarten, die zu hohen Messfehlern führen können. Als Richtlinie gilt, dass Fälle mit ≥30% fehlenden Werten aus der Analyse ausgeschlossen werden (Wirtz 2004). Des Weiteren wurden Fälle ohne Angaben zu den Arbeitsunfähigkeitszeiten und den zugrunde liegenden Diagnosen ausgeschlossen, da diese Informationen zentrale Untersuchungsvariablen darstellen.

Im zweiten Schritt wurden die fehlenden Daten, die sich auf die einzelnen Variablen beziehen, in einer Missing-Data-Diagnose näher betrachtet. Hierbei wird untersucht, ob die Muster der fehlenden Werte gehäuft auftreten, d. h. immer, wenn z. B. Variable A nicht beantwortet wurde, fehlen auch die Werte in den Variablen D und F. Eine Missing-Data-Diagnose ist hilfreich, um die Ursachen für fehlende Werte zu ermitteln. Bei den Ursachen unterscheidet man drei Missing-Data-Prozesse (Wirtz 2004):

(a) Missing Completely at Random (MCAR). Das Auftreten der fehlenden Daten ist vollständig zufällig und somit weder von der Ausprägung anderer Variablen noch von der Ausprägung der (nicht angegebenen) Werte der Variablen selbst abhängig.

Bsp: Fehlende Angaben des Einkommens hängen weder von der Ausprägung des Einkommens noch von anderen Variablen (z. B. Beruf, Alter, Geschlecht) ab.

(b) Missing At Random (MAR) beschreibt das „bedingt" zufällige Fehlen von Werten, d.h. das Fehlen der Werte kann vollständig durch die übrigen Informationen im Datensatz vorhergesagt werden.

Bsp: Nach Kontrolle der beobachteten Variablen zum Beruf hängt das Auftreten fehlender Werte zum Einkommen nicht mehr von der Ausprägung des Einkommens selbst ab.

(c) Non Random Missing (NRM). In diesem Fall liegt ein systematischer Datenausfall vor, bei dem die Antwortwahrscheinlichkeit von den fehlen den Daten abhängt.

Bsp.: Auch nach Kontrolle der beobachteten Variablen zum Beruf hängt das Auftreten fehlender Werte von der Ausprägung auf der Variablen zum Einkommen selbst ab.

Die Ermittlung des Missing-Data-Prozesses ist für die weitere Analyse wichtig, da bei einer bedeutsamen Systematik fehlender Werte wie NRM, Verzerrungen und Verfälschungen zu erwarten sind und Standardmethoden zum Umgang mit fehlenden Werten nicht mehr angewendet werden können. Ein MCAR- oder MAR-Prozess ist hinsichtlich der zu erwartenden Verzerrungen unproblematischer und stellt häufig die Grundlage für den Umgang mit fehlenden Werten dar. Um zu überprüfen, ob in der vorliegenden Studie ein MCAR-Prozess vorliegt, wurde der MCAR-Test nach Little (Little & Rubin 2002) angewendet. Bei einem insignifikanten Ergebnis kann ein vollständig zufälliges Auftreten fehlender Werte unterstellt werden. Für den Umgang mit fehlenden Werten werden verschiedene Verfahren angewendet. Als angemessene und robuste Methode hat sich der E(xpectation)-M(aximization)-Algorithmus bewährt, hierbei sollten jedoch ein MCAR- oder ein MAR-Prozess und nicht mehr als 30% fehlende Werte in den einzelnen Variablen vorliegen. Bei diesem Verfahren werden die fehlenden Daten anhand einer sich wiederholenden Maximum-Likelihood-Schätzung in der Form ersetzt, dass die gesamten Informationen im Datensatz widerspruchsfrei und maximal plausibel sind. Durch dieses Verfahren werden systematische Verzerrungen der Ergebnisse und die Verringerung der Stichprobe durch fehlende Werte vermieden (Wirtz 2004, Little & Rubin 2002, Schafer & Graham 2002).

3.3.2 Beschreibung der Stichprobe und Prüfung der Verteilungsform

Zunächst wurden intervallskalierte Variablen anhand der grafischen Darstellung eines Histogramms und der Normalverteilungskurve sowie anhand des Shapiro-Wilk-Tests auf Normalverteilung überprüft (Bühl 2009, S. 144–146). Zur Beschreibung der Stichprobe wurden dann alle zentralen Zielvariablen anhand deskriptiver und univariater Analysemethoden dargestellt. Bei der Darstellung von intervallskalierten Variablen werden bei Vorliegen einer Normalverteilung der Mittelwert und die Standardabweichung (SD) angegeben und Korrelationen anhand der Korrelation nach Pearson dargestellt. Bei nicht normalverteilten Variablen wird der Median mit dem Interquartilsabstand (interquartile range=IQR) angegeben und Zusammenhänge werden mit der Korrelation nach Spearman dargestellt.

3.4 Methoden der Validierung

Die Qualität eines Fragebogens lässt sich an drei zentralen Kriterien der Testgüte festmachen: Objektivität, Reliabilität und Validität (Bortz & Döring 2006, S. 193–203). Die Objektivität gibt an, ob die Testergebnisse von der Person, die die Messung durchführt unabhängig sind. Die Nurse-WIS ist ein selbstauszufüllender Fragebogen und das Auswertungsverfahren wird in standardisierter Form durchgeführt. Damit ist eine ausreichende Objektivität gegeben.

Die Reliabilität gibt den Grad der Messgenauigkeit an und die Methoden, die zur Überprüfung der Reliabilität eingesetzt wurden, werden im folgenden Kapitel beschrieben.

Die Validität gibt an, inwieweit ein Test geeignet ist, das zu messen, was er zu messen vorgibt. Hierbei wird zwischen drei Hauptarten der Validität unterschieden: Inhalts- oder Augenscheinvalidität, Konstruktvalidität und Kriteriumsvalidität. Die Inhalts- oder Augenscheinvalidität ist gegeben, wenn die einzelnen Items der Skala die zu messende latente Variable in ihren wichtigsten Aspekten erschöpfend erfasst. Zum Beispiel würde eine Skala zur Erhebung der Kenntnisse von Grundrechenarten eine geringe Inhaltsvalidität aufweisen, wenn kein einziges Item eine Aufgabe zur Multiplikation enthalten würde. Die Inhaltsvalidität ist also eher „augenscheinlich" und kann nicht numerisch erfasst werden. Daher ist die Inhaltsvalidität nicht vorrangig als Testgütekriterium zu verstehen, sondern ist vor allem bei der Testkonstruktion zu beachten (Bortz & Döring 2006, S. 198–203). Daher wurde in der vorliegenden Studie auf eine weitere Betrachtung der Inhaltsvalidität verzichtet und zur Testung der Validität die Konstruktvalidität und die Kriteriumsvalidität herangezogen. Die Kriteriumsvalidität lässt sich zudem in die konvergente Validität (Übereinstimmungsvalidität), bei der Testwert und Kriterium zum selben Messzeitpunkt erhoben werden, und in die prognostische Validität unterscheiden, bei der der Vorhersagewert des Tests oder der Skala überprüft wird (Bortz & Döring 2006, S. 198–203). Im Folgenden werden die Methoden zur Prüfung der Reliabilität, der Konstruktvalidität und der konvergenten Validität beschrieben, die im Rahmen der Validierung der Nurse-WIS anhand der Daten aus der Baseline-Erhebung (T1) vorgenommen wurden.

Die Methoden zur Prüfung der prognostischen Validität und des Vorhersagewerts werden anhand der Daten aus der Follow-up-Erhebung vorgenommen und daher in Kapitel 3.5 beschrieben.

3.4.1 Itemanalyse und Prüfung der Reliabilität

Zur Beurteilung der Reliabilität wird zunächst eine Itemanalyse durchgeführt. Anhand einer Itemanalyse wird die Eignung einzelner Items für die Skala untersucht. Ziel ist es, die Brauchbarkeit einzelner Items für einen bestimmten Test bzw. für eine Skala zu überprüfen. Die Itemanalyse ist ein zentrales Instrument für die Testkonstruktion und Testbewertung und wird darüber hinaus als Testgütekriterium zur Beurteilung der Reliabilität eingesetzt. In der vorliegenden Studie wird im Rahmen der Itemanalyse die psychometrische Itemschwierigkeit und der Trennschärfekoeffizient betrachtet. Die psychometrische Itemschwierigkeit ist als Zustimmung zu einem Item in Schlüsselrichtung der Skala definiert. Bei dichotomen Variablen wird der Schwierigkeitsindex (P) als Prozentsatz der mit 1 kodierten Variablen beschrieben, d. h. in der vorliegenden Arbeit wurde mit P der Prozentsatz der Personen beschrieben, die in der Nurse-WIS die Antwort „trifft zu" angekreuzt haben (Bühner 2011, S. 219–228). Damit ein Test bzw. eine Skala Studienteilnehmer mit unterschiedlichen Merkmalen annähernd gleich gut differenziert, sollten die Items eine möglichst breite Schwierigkeitsstreuung aufweisen. In der Regel werden Itemschwierigkeiten im mittleren Bereich (P zwischen 0,2 und 0,8) bevorzugt (Bortz & Döring 2006, S. 218–221). Items mit extrem niedrigen oder extrem hohen Schwierigkeitsindexen können Personenunterschiede nicht sichtbar machen, daher sind sie kaum aussagekräftig (Bühl 2009, S. 545–554). Aufgrund dessen wurden in der vorliegenden Analyse Items mit einem Schwierigkeitsindex von $P < 0,1$ oder $P > 0,9$ aus der Analyse ausgeschlossen.

Der Trennschärfekoeffizient (*rjt*) gilt als wichtigstes Kriterium zur Beurteilung der Brauchbarkeit eines Items. Er ermöglicht eine Einschätzung, wie gut ein Item die angestrebte Eigenschaft, d. h. das Risiko nach Nurse-WIS, misst und trifft somit eine Aussage über die Brauchbarkeit des Items für eine Skala. Die Ermittlung der Trennschärfe wird in der Regel durch eine „Part-whole-Korrektur" vorgenommen, d.h. die Itemantwort wird mit dem Gesamt-Skalenwert, allerdings ohne das betreffende Item, anhand einer Korrelation in Beziehung gesetzt. Die Trennschärfe kann Werte zwischen −1 und +1 annehmen. Bei einer hohen positiven Trennschärfe misst das Item die Eigenschaft entsprechend der Gesamtskala und gilt als brauchbar. Eine negative Trennschärfe weist darauf hin, dass das Item entgegen der Erwartung mit dem Gesamtskalenwert in Beziehung steht und in der Regel sind Items mit negativen Trennschärfen für die Skala ungeeignet (Bühl 2009, S. 545-554). Grundsätzlich sind möglichst hohe Trennschärfen erstrebenswert. Werte zwischen *rjt*=0,3 und *rjt*=0,5 gelten als mittelmäßig und Werte ab *rjt*=0,5 gelten als hoch. Aus diesem Grund werden in der vorliegenden Untersuchung Items mit Trennschärfen *rjt*<0,3 ausgeschlossen. Des Weiteren ist zu beachten, dass die Trennschärfe mit dem Schwierigkeitsindex in Beziehung steht: Je extremer die Schwierigkeit des Items, desto geringer fällt die Trennschärfe dieses Items aus (Bortz & Döring 2006, S. 218–221).

Des Weiteren wird zur Schätzung der Reliabilität die interne Konsistenz begutachtet. Anhand des α-Koeffizienten nach Cronbach soll hierbei geprüft werden, in welchem Maße die Items der Skala geeignet sind, dasselbe Konstrukt, die sogenannte latente Variable (hier das Risiko für eine Langzeit-Arbeitsunfähigkeit oder Erwerbsminderung nach Nurse-WIS), zu messen. Der α-Koeffizient kann Werte zwischen minus unendlich und 1 annehmen, wobei eine Skala nur dann verwendet werden sollte, wenn ein Wert für $\alpha \geq 0,7$ erreicht wird (Bühl 2009, S. 545–554, Cronbach 1951). Allerdings sollte bei Tests und Skalen, die nicht nur zu explorativen Zwecken verwendet werden, die Reliabilität bei $\alpha \geq 0,8$ liegen. In der vorliegenden Arbeit wurden daher Reliabilitäten zwischen $\alpha \geq 0,8$ bis $\alpha \geq 0,9$ als mittelmäßig und Reliabilitäten mit einem $\alpha > 0,9$ als hoch angesehen (Bortz & Döring 2006, S. 218–221).

3.4.2 Prüfung der Konstruktvalidität

Konstruktvalidität liegt vor, wenn aus dem zu messenden Zielkonstrukt Hypothesen ableitbar sind, die anhand der Testwerte bestätigt werden können. Hierbei wird aus der Theorie und Empirie ein Netz von Hypothesen über das Konstrukt und seine Relationen zu anderen latenten Variablen formuliert. Die Validität wird häufig durch Korrelationen quantifiziert, wobei die Stärke des Zusammenhangs durch den Korrelationskoeffizienten (*r*) ausgewiesen wird. Hierbei gilt, dass ein Wert nahe bei ±1 einen starken und ein Wert nahe bei 0 einen eher schwachen Zusammenhang beschreibt. Im Rahmen der Prüfung zur Validität werden Korrelationskoeffizienten zwischen 0,4 und 0,6 als mittelmäßige und Koeffizienten über 0,6 als hohe Validität eingestuft (Bortz & Döring 2006, S. 198–203). Um für die Prüfung der Konstruktvalidität die Korrelationskoeffizienten ermitteln zu können, wurde als Ergebnis der Nurse-WIS der Summenscore der Skala verwendet. Da vorwiegend nicht nomalverteilte und intervallskalierte Variablen im Sinne von Summenscores vorliegen, wurde der Korrelationskoeffizient nach Spearman verwendet. Im Folgenden werden die zugrunde liegenden Hypothesen zur Prüfung der Konstruktvalidität näher erläutert.

„Bei einem erhöhten Risiko für eine Langzeit-Arbeitsunfähigkeit oder eine Erwerbsminderungsrente nach Nurse-WIS nimmt die gesundheits-bezogene Lebensqualität ab."

Langzeit-Arbeitsunfähigkeit tritt in der Regel nicht aufgrund von plötzlichen Ereignissen (z. B. Unfällen), sondern aufgrund von Vorerkrankungen auf (Bödeker & Zelen 2008, Waddell 2006). Solche Vorerkrankungen wiederum können sich ebenfalls auf die gesundheitsbezogene Lebensqualität auswirken. Daher wird in der vorliegenden Studie erwartet, dass die psychische und die körperliche Summenskala des Kurzfragebogens SF-12 zur gesundheitsbezogenen Lebensqualität (Bullinger et al. 1995, Bullinger & Kichberger 1998, Bullinger et al. 2003) mit dem Summenscore der Nurse-WIS negativ korreliert.

„Bei einem erhöhten Risiko für eine Langzeit-Arbeitsunfähigkeit oder eine Erwerbsminderungsrente nach Nurse-WIS nimmt die Arbeitsfähig-keit ab."

Arbeitsfähigkeit ist definiert als die Fähigkeit eines Menschen, eine gegebene Arbeit zu einem bestimmten Zeitpunkt zu bewältigen. Hierbei spielen eine Vielzahl von beeinflussenden Faktoren, wie körperliche und mentale Fähigkeiten, die Gesundheit, Qualifikation, Kompetenz sowie Wertvorstellungen der Person eine Rolle. Weitere Faktoren sind die körperlichen, sozialen und psychischen Arbeitsanforderungen (Ilmarinen & Tuomi 2004, Hasselhorn & Freude 2007, S. 9–13). Einige dieser Faktoren, wie z. B. die Gesundheit, die Fähigkeiten der Person sowie die Arbeitsanforderungen haben ebenfalls einen Einfluss auf das Risiko für eine Langzeit-Arbeitsunfähigkeit (Gilworth et al. 2007, Gilworth et al. 2006). Daher wird erwartet, dass die Arbeitsfähigkeit, ermittelt mit dem Work Ability Index (WAI), mit dem Summenscore der Nurse-WIS negativ korreliert.

„Bei einem erhöhten Risiko für eine Langzeit-Arbeitsunfähigkeit oder eine Erwerbsminderungsrente nach Nurse-WIS wird die Arbeitszu-friedenheit als gering angeben."

Arbeitszufriedenheit wird als affektive Reaktion eines Beschäftigten auf seine Arbeit verstanden, die aus dem Vergleich zwischen erwünschten und tatsächlichen Ergebnissen resultiert. Wenn sich zu viele unerwünschte Erwartungen ansammeln, nimmt die Arbeitszufriedenheit ab und das

Rückzugsverhalten nimmt zu (Pearson 1991, Hasselhorn et al. 2005). In der Literatur zeigt sich, dass eine geringe Arbeitszufriedenheit und Langzeit-Arbeitsunfähigkeit im Zusammenhang stehen (Andrea et al. 2003, Josephson et al. 2008, Laaksonen et al. 2010). Daher wird geprüft, ob die Arbeitszufriedenheit nach dem COPSOQ negativ mit dem Summensore der Nurse-WIS korreliert.

„Bei einem erhöhten Risiko für eine Langzeit-Arbeitsunfähigkeit oder eine Erwerbsminderungsrente nach Nurse-WIS nimmt die Wahrscheinlichkeit von depressiven Verstimmungen zu."
Aus der Literatur ist bekannt, dass psychische Befindlichkeitsstörungen wie Depressionen mit Muskel-Skelett-Erkrankungen (MSE) sowie mit Langzeit-Arbeitsunfähigkeiten assoziiert sind (Langballe et al. 2009, Stadler & Spieß 2009, Andrea et al. 2003, Bödeker & Zelen 2008). Aufgrund dessen wird vermutet, dass zwischen dem Summenscore der Allgemeinen Depressionsskala (ADS) und dem der Nurse-WIS eine positive Korrelation vorliegt.

„Bei einem erhöhten Risiko für eine Langzeit-Arbeitsunfähigkeit oder eine Erwerbsminderungsrente nach Nurse-WIS wird die Erwerbsfähigkeit subjektiv als gefährdet eingeschätzt."
Eine Langzeit-Arbeitsunfähigkeit stellt häufig ein Durchgangsstadium zu einer Erwerbsminderung bzw. Erwerbsunfähigkeit dar (Gjesdal & Bratberg 2002). Somit lässt sich vermuten, dass der Summenscore der Skala zur subjektiven Prognose der Erwerbsfähigkeit (SPE-Skala) (Mittag & Raspe 2003, Mittag et al. 2006) positiv mit dem Summenscore der Nurse-WIS korreliert.

3.4.3 Prüfung der konvergenten Kriteriumsvalidität

Kriteriumsvalidität liegt vor, wenn das Ergebnis einer Skala zur Messung einer latenten Variable mit den Ergebnissen eines entsprechenden manifesten Kriteriums übereinstimmt (Bortz & Döring 2006, S. 198–203). Die latente Variable beschreibt in der vorliegenden Studie den Zustand der „Work Instability" bei Pflegepersonal, also das Risiko für eine Langzeit-Arbeitsunfähigkeit oder Erwerbsminderung. Dieses Risiko wird anhand des Summenscores erfasst, welcher in einem zweiten Schritt in eine kategoriale Variable umgewandelt wird (s. Kapitel 3.1.2). Zur Prüfung der konvergenten Kriteriumsvalidität wurde die Variable zu den Risikokategorien genutzt, wobei diese Variable dichotomisiert wurde, sodass eine neue Variable mit den Ausprägungen „geringes/mittleres Risiko" und „hohes Risiko" entstand. Als manifeste Kriterien zur Überprüfung der konvergenten Validität wurde in der vorliegenden Arbeit die Variable zum Vorliegen von bestimmten Erkrankungen herangezogen. Anhand des Chi^2 nach Pearson wurde geprüft, ob die Kriterien mit dem Ergebnis der Nurse-WIS in Zusammenhang stehen. Im Folgenden werden die zugrunde liegenden Annahmen und Hypothesen zur Prüfung der konvergenten Kriteriumsvalidität beschrieben.

Beschwerden und Symptome von arbeitsbezogenen Muskel-Skelett-Erkrankung (MSE).
Aus der Literatur wird deutlich, dass Arbeitsunfähigkeit im Vorjahr aufgrund von MSE ein Prädiktor für Langzeitarbeits-Arbeitsunfähigkeit im Folgejahr ist (Bödeker & Zelen 2008, Waddell 2006). Wenn die Nurse-WIS geeignet ist, das Risiko für eine Langzeit-Arbeitsunfähigkeit zu erfassen, wird daher erwartet, dass Personen mit einer MSE häufiger ein erhöhtes Risiko nach der Nurse-WIS aufweisen als Personen ohne eine MSE.

Psychische Befindlichkeitsstörungen.
Aus der Literatur ist bekannt, dass psychosoziale Faktoren häufig mit der Entstehung und Chronifizierung von MSE, vor allem von Rückenschmerzen, in Zusammenhang stehen (Hoogendoorn et al. 2000, Flothow et al. 2009, Seidler et al. 2008, Stadler & Spieß 2009). Des Weiteren sind MSE und Rückenschmerzen mit psychischen Befindlichkeitsstörungen und Erkrankungen wie Burnout und Depressionen assoziiert (Langballe et al. 2009, Stadler & Spieß 2009). Arbeitsunfähigkeiten aufgrund von psychischen Befindlichkeitsstörungen im Vorjahr sind außerdem Prädiktoren für eine Langzeit-Arbeitsunfähigkeit im Folgejahr (Andrea et al. 2003, Bödeker & Zelen 2008). Aufgrund dessen werden in der Nurse-WIS auch Items verwendet, die psychosoziale Faktoren abfragen. Wenn die Nurse-WIS geeignet ist, das Risiko für eine Langzeit-Arbeitsunfähigkeit zu bestimmen, wird erwartet, dass Personen mit psychischen Befindlichkeitsstörungen häufiger ein erhöhtes Risiko nach Nurse-WIS angeben als Personen, die nicht von solchen Beschwerden betroffen sind.

    Erkrankungen der unteren Extremität und degenerative
    Erkrankungen.

Aus der Literatur ist nicht bekannt, dass solche Erkrankungen zu den arbeitsbedingten MSE gezählt werden (mit Ausnahme von Knieerkrankungen bei
Berufsgruppen wie Fliesen-, Boden-, Estrichleger, Dachdecker usw.). Deshalb
wird angenommen, dass zwischen dem Risiko für eine Langzeit-Arbeitsunfähigkeit nach Nurse-WIS und dem Vorliegen einer solchen Erkrankung
kein Zusammenhang besteht.

    Andere akute Erkrankungen

Akute Erkrankungen gelten nicht als Prädiktoren für eine Langzeit-Arbeitsunfähigkeit und es wird erwartet, dass das Risiko für eine Langzeit-Arbeitsunfähigkeit nach Nurse-WIS nicht mit dem Vorliegen von akuten Erkrankungen assoziiert ist.

3.4.4 Prüfung der differentiellen Validität

Im Rahmen der konvergenten Kriteriumsvalidität ist außerdem die sogenannte differentielle Validität einer Skala von Interesse. Die differentielle Validität
beschreibt, dass Zusammenhänge zwischen dem Kriterium und dem Ergebnis
der Skala in unterschiedlichen Populationen verschieden ausfallen können (Bortz
& Döring 2006, S. 198–203). Da die Häufigkeit von Muskel-Skelett-Erkrankungen
(MSE) mit dem Alter zunimmt (Bödeker & Zelen 2008, Gjesdal & Bratberg 2002),
lässt sich zum Beispiel vermuten, dass bei älteren Pflegekräften häufiger eine MSE
auftritt als bei jüngeren Kollegen. Aufgrund dessen könnte das Alter als sogenannte Moderatorvariable wirken. Außerdem lasst sich vermuten, dass das Geschlecht,
der Schulabschluss, die Art der Ausbildung in der Pflege sowie die Dauer der
Berufstätigkeit in der Pflege als Moderatorvariablen wirken können. Wenn die
Nurse-WIS geeignet ist, wird jedoch erwartet, dass das Ergebnis der Skala unabhängig von den genannten Moderatorvariablen mit den folgenden Kriterien zur
Überprüfung der konvergenten Kriteriumsvalidität in Zusammenhang steht:

    Vorliegen einer MSE
    Vorliegen einer psychischen Befindlichkeitsstörung

Um den Einfluss der Moderatorvariablen zu prüfen, wurden zunächst bivariate Analysen angewendet. In einem zweiten Schritt wurde dann zur Prüfung des

Einflusses der Moderatorvariablen eine multivariate Analyse anhand der binär logistischen Regression durchgeführt. In diesem Fall war die Zielvariable die dichotome Variable „Risiko für eine Langzeit-Arbeitsunfähigkeit oder eine Erwerbsminderungsrente nach der Nurse-WIS". Zur Modellbildung wurde das Verfahren der Methode nach Hosmer & Lemeshow (2000, S. 116–127) „stepwise downwards" angewendet. Im endgültigen Modell verbleiben die Variablen, die einen Einfluss auf die Zielvariable, also auf das Risiko für eine Langzeit-Arbeitsunfähigkeit oder eine Erwerbsminderungsrente nach der Nurse-WIS, haben (das Verfahren der Modellbildung wurde in Kapitel 2.3.5 bereits ausführlich dargestellt und kann dort eingesehen werden). Wenn die Zusammenhänge zwischen den Kriterien zur Prüfung der konvergenten Kriteriumsvalidität und dem Ergebnis der Nurse-WIS nicht auf dem Einfluss von Moderatorvariablen beruhen, wird erwartet, dass die Kriterien im Endmodell enthalten sind.

3.5 Methoden zur Prüfung der prognostischen Validität

Wie im Folgenden dargestellt, wurde die prognostische Validität der Nurse-Work-Instability-Scale (Nurse-WIS) anhand der Daten aus der Follow-up-Erhebung (T2) überprüft, wobei die Güte der Vorhersagekraft anhand der Sensitivität und Spezifität mit den Likelihood-Ratios sowie die Testung des Grenzwerts anhand der Receiver-Operating-Characteristic-Kurve (ROC) überprüft wurde. Des Weiteren wurden der positive und der negative prädiktive Wert der Skala untersucht.

3.5.1 Bestimmung der Sensitivität und der Spezifität

Wichtige Gütekriterien eines diagnostischen Tests und seiner Fähigkeit als Vorhersageinstrument sind die Sensitivität und die Spezifität. Die Sensitivität bezeichnet die Fähigkeit eines Tests, tatsächlich Erkrankte als krank zu erkennen und wird wie folgt berechnet:

$$Sensitivität= \frac{RP}{RP + FN}$$

RP= richtig Positive
FN= falsch Negative

Die Spezifität bezeichnet die Fähigkeit eines Tests, tatsächlich Gesunde als gesund zu identifizieren:

$$Spezifität= \frac{RN}{RN + FP}$$

RP= richtig Negative
FP= falsch Positive

Da die Nurse-WIS das Risiko für eine Langzeit-Arbeitsunfähigkeit und für eine Erwerbsminderung, vor allem aufgrund von Muskel-Skelett-Erkrankungen, bestimmen soll, wird die Sensitivität und Spezifität der Skala anhand einer sogenannten Outcome-Variable geprüft. Diese Outcome-Variable umfasst die Anzahl der Patienten, die im Follow-up (T2) eine Langzeit-Arbeitsunfähigkeit oder eine Erwerbsminderungsrente angeben. Die Outcome-Variable wurde also wie folgt gebildet:

Langzeit-Arbeitsunfähigkeit aufgrund von arbeitsbezogenen Muskel-Skelett-Erkrankung (MSE).
Da die Nurse-WIS nicht geeignet ist, Langzeit-Arbeitsunfähigkeit auf grund von anderen Erkrankungen vorherzusagen (z. B. durch Auto-unfall, gynäkologische OP usw.) wird zur Prüfung der Sensitivität und Spezifität lediglich die LangzeitArbeitsunfähigkeit aufgrund von arbeitsbezogenen Muskel-Skelett-Erkrankung betrachtet.

Langzeit-Arbeitsunfähigkeit aufgrund von psychischen Befindlich-keitsstörungen.
Wie im Vorangegangenen bereits erläutert ist bekannt, dass psychische Befindlichkeitsstörungen und Erkrankungen wie Burnout und De-pressionen häufig mit der Entstehung und Chronifizierung von MSE, vor allem von Rückenschmerzen, in Zusammenhang stehen (Hoogendoorn et al. 2000, Flothow et al. 2009, Seidler et al. 2008, Stadler & Spieß 2009). Außerdem enthält die Nurse-WIS ebenfalls Fragen zu psychosozialen Faktoren. Aufgrund dessen wird Langzeit-Arbeitsunfähigkeit aufgrund von psychischen Befindlichkeitsstörun-gen in die Outcome-Variable miteinbezogen.

Erwerbsminderungsrente bzw. Antrag auf eine Frührente aufgrund von gesundheitlichen Problemen.
Neben von Langzeit-Arbeitsunfähigkeit Betroffenen wurden in die Outcome-Variable Personen eingeschlossen, die angegeben hatten, eine volle oder eine halbe Erwerbsminderungsrente zu erhalten. Des Weiteren wurden in die Outcome-Variable Personen einbezogen, die angegeben hatten, bereits einen Antrag auf Frührente aus gesund-heitlichen Gründen gestellt zu haben.

3.5.2 Prüfung der Likelihood-Ratios

Die grundlegenden Effizienzmaße eines diagnostischen Tests bzw. eines Vor-hersageinstruments wie der Nurse-WIS sind, wie bereits dargestellt, die Sensitivität und die Spezifität. Ein weiteres Maß, anhand dessen die Güte des Tests beurteilt werden kann und das sowohl die Sensitivität als auch die Spezifität berücksichtigt, sind die Likelihood-Ratios (LR). Diese sind definiert als das Verhältnis der Anteile eines Testergebnisses unter den Erkrankten und unter den Gesunden. Somit ergibt sich bei dichotomen Testergebnissen ein positives Likelihood-Ratio und ein negatives Likelihood-Ratio, die wie folgt berechnet werden (Bender 2001):

Positives Likelihood-Ratio (LR+)

$$LR+ = \frac{Sensitivität}{1\text{-}\,Spezifität}$$

Negatives Likelihood-Ratio (LR-)

$$LR\text{-} = \frac{1\text{-}\,Spezifität}{Sensivität}$$

Wie in Tabelle 7 dargestellt lässt sich anhand des LR+ und LR– die Güte eines Tests grob klassifizieren (Bender 2001).

Tabelle 7 Grobe Einteilung der Effizienz eines diagnostischen Tests bzw. eines Vorhersageinstruments

LR+	LR-	Effizienz
>10	<0,1	Sehr gut
5–10	0,1–0,2	Gut
2–5	0,2–0,5	Mäßig
1–2	0,5–1,0	Schlecht

3.5.3 Testung des Grenzwerts anhand der Receiver-Operating-Characteristic-Kurve (ROC)

Zur weiteren Bewertung der Güte der diagnostischen Fähigkeit und zur Optimierung der Analyse-Strategie der Nurse-WIS wurde außerdem die Receiver-Operating-Characteristic-Kurve (ROC) bzw. die Grenzwertoptimierungskurve eingesetzt. Die ROC-Kurve kann als Methode zur Optimierung des Grenzwerts, des sogenannten Cut-Off-Werts, bei einem diagnostischen Test oder bei einem Vorhersageinstrument wie der Nurse-WIS angewendet werden. Anhand der ROC-

Kurve wird das Zusammenwirken von Sensitivität und Spezifität des Instruments aufgezeigt, indem die Sensitivität gegen den Komplementärwert der Spezifität zu 1 (Sensitivität versus 1-Spezifität) in einem Diagramm aufgetragen wird (Akobeng 2007a). Die Fläche unter der ROC-Kurve (ROC-AUC - Area Under Curve) gibt einen Hinweis auf die Güte des Tests, wobei Werte zwischen 0 und 1 angegeben werden. Bei einem Wert von 1 tritt der Idealfall ein, der in der Realität jedoch nur selten erreicht wird. Ein Wert von 0,5 entspräche keiner Kurve mehr, sondern der Diagonalen und der Test hätte keinerlei Vorhersagekraft. In der Regel werden Werte von 0,5–0,7 als geringe Präzision, 0,7–0,9 als moderat und ein Ergebnis über 0,9 als hohe Genauigkeit interpretiert (Akobeng 2007a). Anhand der ROC-Kurve kann außerdem der Grenzwert, also der Cut-Off-Wert bestimmt bzw. überprüft werden, um ein optimales Gleichgewicht zwischen Sensitivität und Spezifität und somit eine optimale Vorhersage zu erreichen. Der Cut-Off-Wert für ein hohes Risiko nach Nurse-WIS liegt nach Gilworth et al. (2007) bei >20 Punkten auf dem Summenscore. Anhand des Youden-Index wurde geprüft, ob dieser Cut-Off-Wert für die deutsche Version der Nurse-WIS weiterhin Gültigkeit hat oder gegebenenfalls verändert werden muss. Der Youden-Index (*J*) ist definiert als der maximale vertikale Abstand zwischen der ROC-Kurve und der Diagonalen und wird nach der Formel *J= maximum (Sensitivität+Spezifität-1)* bestimmt (Akobeng 2007a). Der Youden-Index kann dabei Werte zwischen -1 und +1 erreichen. Je näher der Youden-Index bei +1 liegt, desto besser ist der vorliegende Test in der Lage, Kranke und Gesunde voneinander zu unterscheiden.

3.5.4 Prüfung der prädiktiven Werte

Der positive und der negative prädiktive Wert sind Parameter zur Einschätzung für das Vorliegen der Krankheit nach Durchführung eines medizinischen Testverfahrens bzw., wie in der vorliegenden Arbeit, nach Anwendung eines Vorhersageinstruments (Bender 2001, Akobeng 2007 b). Der positive prädiktive Wert (PPW) beschreibt dabei den Anteil der Personen mit positivem Testergebnis, die später tatsächlich die Erkrankung aufweisen:

$$PPW= \frac{RP}{RP + FP}$$

RP= richtig Positive
FP= falsch Positive

Der negative prädiktive Wert (NPW) gibt den Anteil der Personen mit negativem Testergebnis an, die auch tatsächlich gesund sind.

$$NPW = \frac{RN}{RN + FN}$$

RN= richtig Negative
FN= falsch Negative

Um den PPW und den NPW in der vorliegenden Arbeit zu testen, wurde wiederum die Outcome-Variable „Langzeit-Arbeitsunfähigkeit und Erwerbsminderungsrente" (s. Kapitel 3.5.1) verwendet. Des Weiteren wurde der Einfluss von anderen Variablen bzw. Prädiktoren auf den Vorhersagewert der Nurse-WIS untersucht. Zunächst wurden bivariate Analysen anhand von Kreuztabellen und anhand des Chi^2-Tests nach Pearson angewendet. In einem zweiten Schritt wurde dann eine multivariate Analyse anhand der binär logistischen Regression durchgeführt. In diesem Fall war die Zielvariable die dichotome Outcome-Variable „Langzeit-Arbeitsunfähigkeit und Erwerbsminderungsrente". Zur Modellbildung wurde das Verfahren der Methode nach Hosmer & Lemeshow (2000, S. 116–127) „stepwise downwards" angewendet. Im endgültigen Modell verbleiben die Variablen, die einen Einfluss auf die Zielvariable, also auf das Outcome „Langzeit-Arbeitsunfähigkeit und Erwerbsminderungsrente", haben (das Verfahren der Modellbildung wurde in Kapitel 2.3.5 bereits ausführlich dargestellt und kann dort eingesehen werden). Wenn die Vorhersage durch die Nurse-WIS auf das Outcome „Langzeit-AU oder EM-Rente" nicht auf dem Einfluss von anderen Prädiktoren beruht, wird erwartet, dass die Variable zur Nurse-WIS im Endmodell enthalten ist.

3.5.5 Prüfung der prognostischen Validität anhand der Anzahl der Arbeitsunfähigkeitstage

Als ein zusätzliches Prüfkriterium für die prognostische Validität der Nurse-WIS wurde die Anzahl der Arbeitsunfähigkeitstage (AU-Tage) zu T2 gewählt. Hintergrund ist, dass die Anzahl der AU-Tage augenscheinlich in einem engen Zusammenhang mit einer Langzeit-Arbeitsunfähigkeit (>42 AU-Tage) steht und eine hohe Anzahl an AU-Tagen zudem als ein Prädiktor für eine Erwerbsminderungsrente gilt (Gjesdal et al. 2004, Andrea et al. 2003, Bödeker & Zelen 2008). Aufgrund dessen wird erwartet, dass mit dem Risiko laut Nurse-WIS die Anzahl der Arbeitsunfähigkeitstage ein Jahr später, also zu T2, zunimmt. Die Anzahl der AU-Tage stellt eine metrische Variable dar, daher wurde die Stärke des Zusammenhangs zwischen dem

Summenscore der Nurse-WIS zu T1 und der Anzahl der AU-Tage zu T2 durch den Korrelationskoeffizienten (r) bestimmt.

Des Weiteren wurde anhand der multiplen linearen Regression ein multivariates Modell berechnet, um den Einfluss von Moderatorvariablen bzw. von anderen Prädiktoren auf den Vorhersagewert der Nurse-WIS zu bestimmen. Als Zielvariable wurde die Anzahl der Arbeitsunfähigkeitstage zu T2 angewendet. Als Parameterschätzer, der die Stärke und die Richtung des Zusammenhangs angibt, werden bei der multiplen linearen Regression standardisierte Beta-Koeffizienten angegeben. Der standardisierte Beta-Koeffizient verfügt über einen von den ursprünglichen Maßeinheiten unabhängigen Wertebereich, der sich auf das Intervall [-1;+1] beschränkt und wie folgt zu interpretieren ist:

0   = kein Zusammenhang zwischen dem Prädiktor und der Zielvariable

+1 = perfekter positiver Zusammenhang, d. h. wenn der Prädiktor um eine Standardabweichung zunimmt, steigt der Wert der Zielvariable ebenfalls um eine Standardabweichung an

-1 = perfekter negativer (inverser) Zusammenhang, d. h. wenn der Prädiktor um eine Standardabweichung zunimmt, verringert sich der Wert der Zielvariable um eine Standardabweichung

Auch hier wurde für die Erstellung des Endmodells die Methode nach Hosmer & Lemeshow (2000, S. 116–127) „stepwise downwards" angewendet (p-Wert <0,05). Im endgültigen Modell verbleiben die Variablen, die einen Einfluss auf die Zielvariable zeigen (das Verfahren der Modellbildung wurde in Kapitel 2.3.5 bereits ausführlich dargestellt und kann dort eingesehen werden). Wenn die Nurse-WIS die Anzahl der AU-Tage vorhersagen kann und dieser Zusammenhang nicht auf dem Einfluss von anderen Prädiktoren beruht, wird erwartet, dass im Endmodell die Variable zum Summenscore der Nurse-WIS enthalten ist.

3.6 Ergebnisse

In diesem Kapitel wird die Studienpopulation aus der Baseline-Erhebung (T1) sowie aus der Follow-up-Erhebung (T2) dargestellt, wobei sich die Ergebnisse zur Überprüfung der Reliabilität, der Konstruktvalidität und der konvergenten Validität auf die Ergebnisse aus T1 beziehen. Die Überprüfung der prognostischen Validität wird anhand der Ergebnisse aus T2 vorgenommen.

3.6.1 Beschreibung der Studienpopulation

Für die Ersterhebung (T1) wurden 1.816 Fragebögen an die Altenpflegeeinrichtungen versendet. Insgesamt 420 Fragebögen wurden ausgefüllt und an das Studienzentrum zurückgesendet. Dies entspricht einer Response-Rate von 23,1%. Ein Fall musste aus der Analyse ausgeschlossen werden, da diese Person bereits eine Altersrente bezog und nur als Ehrenamtliche in der Altenpflegeeinrichtung tätig war und somit nicht die Einschlusskriterien erfüllte. Außerdem wurden fünf weitere Fälle aus der Analyse ausgeschlossen, da die Untersuchung der fehlenden Werte ergab, dass mindestens 30 % der Items des Fragebogens bei diesen Personen unbeantwortet blieben. Insgesamt 18 Fälle wurden aus der Analyse ausgeschlossen, da diese Personen keine Angaben zur Arbeitsunfähigkeit gemacht hatten. Die verbleibende Stichprobe für T1 besteht somit aus 396 Studienteilnehmern, was einer Response-Rate von 21,3 % entspricht. Die Missing-Data-Diagnose für die Studienpopulation von T1 ergab, dass diese Stichprobe insgesamt 0,7 % fehlende Datenpunkte enthält. Pro Variable zeigt sich, dass weniger als 5% fehlende Werte zu verzeichnen sind. Der MCAR-Test nach Little ergibt ein insignifikantes Ergebnis von p=0,930 (χ^2=6186,13; df=6352), sodass von einem MCAR- bzw. einem MAR-Prozess ausgegangen und damit ein zufälliges Auftreten fehlender Werte unterstellt werden kann. Somit sind alle Voraussetzungen erfüllt und die fehlenden Werte wurden anhand des EM-Algorithmus ergänzt. Für die Follow-up-Erhebung (T2) wurden alle 396 Personen angeschrieben. Von sechs Studienteilnehmern kamen die Studienunterlagen allerdings zurück, da durch Umzug keine aktuelle Adresse mehr vorlag, sodass insgesamt 390 Personen die Studienunterlagen für T2 erhalten haben. Von diesen wurden 230 ausgefüllte Fragebögen zurückgesendet, wobei für die Analyse von T2 die Daten von 225 Personen (Response-Rate 57,7 %) Verwendung fanden (s. Abbildung 6). Die Missing-Data-Diagnose von T2 ergab, dass keine Person mehr als 30 % der Items des Fragebogens nicht beantwortet hatte und es wurden keine Missings bei den Fragen zu den Arbeitsunfähigkeitszeiten und den zugrunde liegenden Erkrankungen entdeckt. Des Weiteren ergab der MCAR-Test nach Little ein insignifikantes Ergebnis von p=0,994 (x^2=242,31; df =300) und die fehlenden Werte wurden anhand des EM-Algorithmus ergänzt. Anschließend wurden die Datensätze von T1 und T2 für die weitere Analyse zusammengeführt.

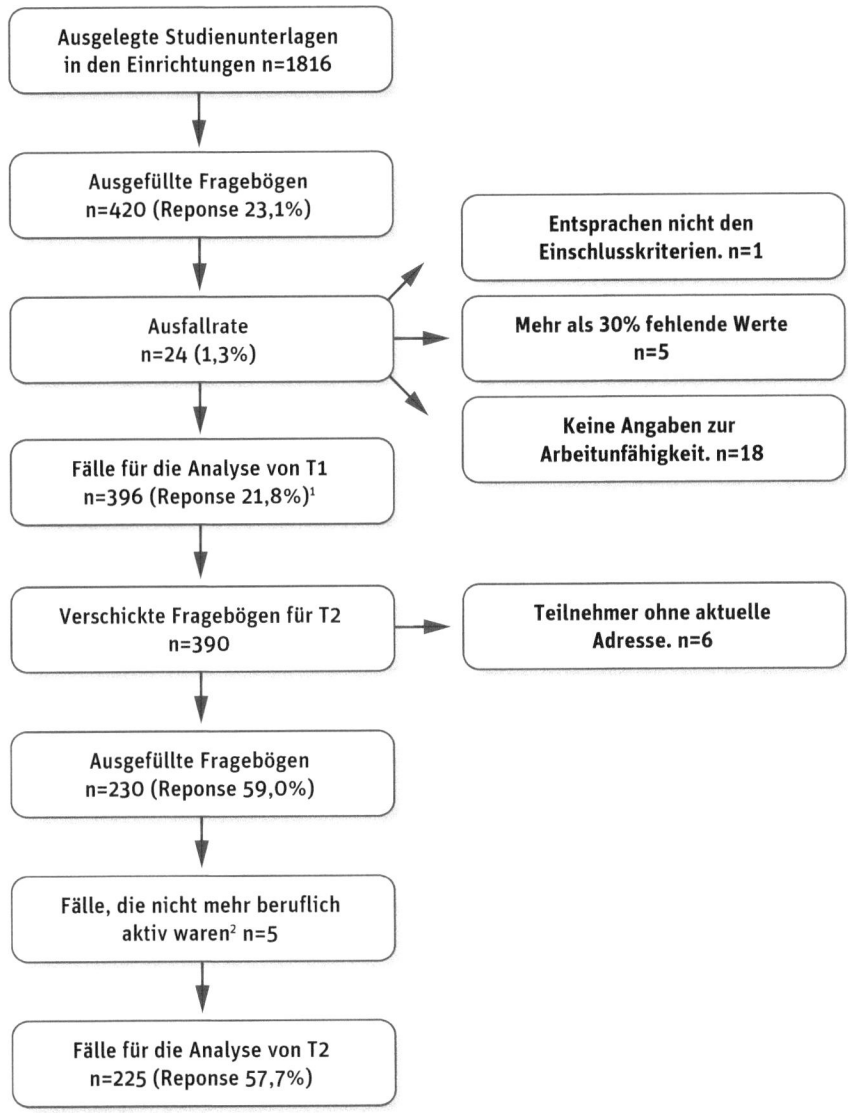

Abbildung 6 Flussdiagramm zur Darstellung der Studienpopulation zu T1 und T2
[1]Näherungswert der tatsächlichen Response-Rate für T1
[2]Fälle, die im Nachbeobachtungszeitraum in Elternzeit oder arbeitssuchend gewesen sind.
Quelle: eigene Berechnungen

In Tabelle 8 ist die Studienpopulation beschrieben. Die Variablen zur Beschreibung der Studienpopulation zu T1 und T2 stimmen gut überein. Daher lässt sich vermuten, dass beim Follow-up keine Selektion von Studienteilnehmern aufgetreten ist. Zu beiden Erhebungszeitpunkten sind über 80% der Studienteilnehmer weiblich, die meisten der Personen sind im Alter zwischen 36 und 45 Jahren bzw. zwischen 46 und 55 Jahren und der Großteil der Studienteilnehmer ist in Deutschland aufgewachsen. Über die Hälfte hat einen Realschulabschluss bzw. einen Abschluss der Polytechnischen Oberschule und über 60% haben eine 3-jährige Ausbildung in der Alten- oder Krankenpflege absolviert. Bei der Berufsdauer zeigt sich, dass die Studienteilnehmer vor allem seit 0–10 Jahren in der Pflege beschäftigt sind, ein großer Teil arbeitet bereits 11–20 Jahre in der Pflege und bei Studienteilnehmern mit einer Berufsdauer von über 30 Jahren sind es bei T1 sowie bei T2 über 10%. Der größte Teil der Studienteilnehmer arbeitet als Vollzeitkraft und die meisten arbeiten in Wechselschicht ohne Nachtdienst.

Tabelle 8 Beschreibung der Studienpopulation zu T1 und T2

Variablen	T1 n=396	T2 n=225
Geschlecht	% (N)	% (N)
Weiblich	82,6 % (327)	86,2 % (194)
Männlich	17,4 % (69)	13,8 % (31)
Alter		
17–35 Jahre	37,9 % (150)	31,1 % (70)
36–45 Jahre	26,8 % (106)	28,4 % (64)
46–55 Jahre	26,3 % (104)	32,0 % (72)
über 55 Jahre	9,1 % (36)	8,4 % (19)
Aufgewachsen in		
Deutschland	86,6 % (343)	88,9 % (200)
Außerhalb Deutschlands	13,4 % (53)	11,1 % (25)
Schulabschluss		
Haupt-, Volksschulabschluss	28,5 % (113)	28,9 % (65)
Realschulabschluss[1]	53,3 % (211)	51,1 % (115)
Fach- oder Hochschulreife/ Abitur	18,2 % (72)	20,0 % (45)
Berufsausbildung		
Exam. Alten- oder Krankenpfleger	61,9 % (245)	64,9 % (146)

Fortsetzung Tabelle 8   Beschreibung der Studienpopulation zu T1 und T2

Variablen	T1 n=396	T2 n=225
Alten- oder Krankenpflegehelfer	23,7 % (94)	23,1% (52)
Mitarbeiter ohne Pflegeausbildung[2]	14,4 % (57)	12,0% (27)
Berufsdauer		
0–10 Jahre	44,4% (176)	39,6% (89)
11–20 Jahre	30,6% (121)	32,0% (72)
21–30 Jahre	14,6% (58)	16,0% (36)
mehr als 30 Jahre	10,4% (41)	12,4% (28)
Umfang der Beschäftigung		
Vollzeitkraft (wöchentl ≥35 Std.)	68,9% (273)	69,3% (156)
Teilzeitkraft (wöchentl. 15–34 Std.)	29,3% (116)	29,3% (66)
Teilzeitkraft (wöchentl. <15 Std.)	1,8% (7)	1,3% (3)
Arbeitszeit		
Wechselschicht ohne Nachtdienst	56,6% (224)	57,3% (129)
Wechselschicht mit Nachtdienst	26,3% (104)	23,1% (52)
Tagdienst mit immer derselben Arbeitszeit	9,8% (39)	11,1% (25)
Ausschließlich Nachtdienst	7,3% (29)	8,4% (19)

[1] oder Polytechnische Oberschule
[2] und Auszubildende, Zivildienstleistende und Personen im Freiwilligen Sozialen Jahr
Quelle: eigene Berechnungen

3.6.2 Erkrankungen, Langzeit-Arbeitsunfähigkeit und Erwerbsminderungsrenten zu T1 und T2

Zu T1 sowie zu T2 haben etwa 20% angegeben, dass sie aufgrund einer Muskel-Skelett-Erkrankung (MSE) in den vorangegangenen zwölf Monaten arbeitsunfähig waren. Des Weiteren berichten zu T1 insgesamt 6,3%, dass eine psychische Befindlichkeitsstörung der Grund war, bei T2 ist dieser Anteil auf 11,6% angestiegen. Eine Erkrankung der unteren Extremität bzw. eine degenerative Erkrankung kam jeweils zu etwa 6% vor und zu T1 war eine andere Erkrankung (z. B. akute Atemwegsinfektion) bei 44,4% und zu T2 bei 60,4% die Ursache. Im Rahmen der Untersuchung sind vor allem die Langzeit-Arbeitsunfähigkeit aufgrund von MSE und die psychischen Befindlichkeitsstörungen von Interesse. Im Vergleich zeigt sich, dass der Anteil mit einer Langzeit-Arbeitsunfähigkeit aufgrund von MSE mit 6,7% bei T2 gegenüber dem Anteil von 2,5% bei T1 zugenommen hat. Ein leichter Anstieg von 1,3% in T1 auf 2,7% in T2 ist ebenso bei einer Langzeit-Arbeitsunfähigkeit aufgrund von psychischen Befindlichkeitsstörungen zu verzeichnen. Einen Antrag auf Frührente aufgrund von gesundheitlichen Problemen haben zu T1 zwei Personen (0,5%) angegeben. Eine dieser Personen gab bei T2 an, eine (halbe) Erwerbsminderungsrente zu erhalten. Die andere Person hat zu T2 nicht mehr geantwortet. Zusätzlich teilte bei T2 eine weitere Person mit, einen Antrag auf Frührente gestellt zu haben (Tabelle 9).

Tabelle 9 Erkrankungen, Langzeit-Arbeitsunfähigkeit und Antrag auf Frührente aufgrund von gesundheitlichen Problemen/ EM-Rente zu T1 und T2

	T1 n=396 % (n)	T2 n=225 % (n)
Arbeitsunfähigkeiten:		
Muskel-Skelett-Erkrankungen		
nein	79,5 % (315)	79,1 % (178)
ja	20,5 % (81)	20,9 % (47)
Psychische Befindlichkeitsstörungen		
nein	93,7 % (371)	88,4 % (199)
ja	6,3 % (25)	11,6 % (26)
Degenerative Erkr./Erkr. der unteren Extremität		
nein	94,2 % (373)	94,2 % (212)
ja	5,8 % (23)	5,8 % (13)
Andere Erkrankungen		
nein	44,9 % (178)	60,4 % (136)
ja	55,1 % (218)	39,6 % (89)
Langzeit-Arbeitsunfähigkeit (>42 Tage):		
Langzeit-Arbeitunfähigkeit aufgrund von MSE		
nein	97,5 % (386)	99,1 % (223)
ja	2,5 % (10)	0,9 % (2)
Langzeit-Arbeitunfähigkeit aufgrund von psychischen Befindlichkeitsstörungen		
nein	98,7 % (391)	99,1 % (224)
ja	1,3 % (5)	0,4 % (1)

Fortsetzung Tabelle 9 Erkrankungen, Langzeit-Arbeitsunfähigkeit und Antrag auf Frührente aufgrund von gesundheitlichen Problemen/ EM-Rente zu T1 und T2

	T1 n=396 % (n)	T2 n=225 % (n)
Antrag auf Frührente aufgrund von gesundheitlichen Problemen/ EM-Rente:		
Antrag auf Frührente aufgrund von gesundheitlichen Problemen[1]		
nein	99,5 % (394)	99,1 % (223)
ja	0,5 % (2)	0,9 % (2)
Erwerbsminderungsrente		
nein	100 % (396)	99,1 % (224)
ja	0,0 % (0)	0,4 % (1)

[1] Ein Antrag aus T1 hat bei T2 zu einer (halben) Erwerbsminderungsrente geführt.
Die andere Person aus T1 hat nicht mehr geantwortet.
Quelle: eigene Berechnungen

3.6.3 Reliabilität der Nurse-WIS (T1)

Anhand der Daten aus T1 (n=396) wurde die Prüfung der Reliabilität der Nurse-WIS vorgenommen. Nach Prüfung der Itemschwierigkeit zeigt sich, dass bei allen Items ein Schwierigkeitsindex im akzeptablen Bereich vorliegt. Bei der Trennschärfe wird bei Item drei und bei Item 20 ein Koeffizient von $rjt<3$ angegeben, diese Items sind somit nicht geeignet, das Risiko für eine Langzeit-Arbeitsunfähigkeit oder für eine Erwerbsminderungsrente nach Nurse-WIS zu erfassen (Anhang B, Tabelle B.1). Daher werden diese Items aus der Analyse ausgeschlossen und der Summenscore der Nurse-WIS wird anhand der verbleibenden 28 Items berechnet. Der α-Koeffizienten nach Cronbach liegt bei 0,927, demzufolge liegt eine hohe Reliabilität der Skala mit 28 Items vor.

In Tabelle 10 sind der Summenscore und die Risikokategorien der Nurse-WIS für die Stichprobe zu T1 und T2 dargestellt. Nach Prüfung der Verteilungsform zeigt sich, dass weder zu T1 noch zu T2 beim Summenscore der Nurse-WIS eine Normalverteilung vorliegt. Der Median des Summenscores liegt zu T1 bei 13,1 Pkt. (IQR 12,0 Pkt.) und bei T2 bei 14,0 Pkt. (IQR 12,0 Pkt.). Das Minimum liegt bei beiden Erhebungszeitpunkten bei 0,0 Pkt. und das Maximum bei 28,0 Pkt. Ein geringes Risiko für eine Langzeit-Arbeitsunfähigkeit bzw. Erwerbsminderung haben laut der Risikokategorien nach Gilworth et al. (2007) zu T1 insgesamt 35,1%, ein mittleres

Risiko haben 41,2% und ein erhöhtes Risiko liegt bei 23,7% vor (Tabelle 10). Zu T2 liegt bei 31,6% ein geringes Risiko, bei 40,0% ein mittleres Risiko und bei 28,4% ein erhöhtes Risiko vor.

Tabelle 10 Summenscore und Risikokategorien nach Nurse-WIS zu T1 und T2

Nurse-WIS		T1 N=396	T2 N=225
Summenscore	Median (IQR)	13,1 Pkt. (12,0 Pkt.)	14,0 Pkt. (12,0 Pkt.)
	Minimum/Maximum	0,0 Pkt. /28,0 Pkt.	0,0 Pkt. /28,0 Pkt.
Risikokategorien		% (n)	% (n)
geringes Risiko (<10 Pkt.)		35,1 % (139)	31,6 % (71)
mittleres Risiko (10–19 Pkt.)		41,2 % (163)	40,0 % (90)
erhöhtes Risiko (≥20 Pkt.)		23,7 % (94)	28,4 % (64)

IQR= Interquartilsabstand (interquartile range)
Quelle: eigene Berechnungen

3.6.4 Konstruktvalidität der Nurse-WIS (T1)

In Abbildung 7 sind die Korrelationen zur Überprüfung der Zusammenhänge zwischen der Nurse-WIS und anderen latenten Variablen, die anhand von geprüften und validierten Instrumenten erhoben wurden, dargestellt. Zwischen der körperlichen (KSK) und der psychischen Summenskala (PSK) des SF-12 zeigen sich signifikante negative Korrelationen mit dem Summenscore der Nurse-WIS, wobei der Zusammenhang mit der KSK mit einem $r=0,668$ einer hohen Validität und der etwas geringere Zusammenhang mit der PSK mit einem $r=0,435$ einer mittelmäßigen Validität entspricht. Auch bezüglich der Arbeitsfähigkeit nach dem WAI und der Arbeitszufriedenheit, gemessen mit einer Teilskala aus dem COPSOQ, gibt es signifikante Korrelationen, die für eine hohe Konstruktvalidität sprechen. Es zeigt sich, dass mit Zunahme des Risikos nach der Nurse-WIS die Arbeitsfähigkeit ($r=-0,672$) sowie die Arbeitszufriedenheit ($r=-0,615$) signifikant abnehmen. Mit der Zunahme des Risikos nach Nurse-WIS steigt außerdem die Wahrscheinlichkeit von depressiven Symptomen an wobei ebenfalls von einer hohen Validität ausgegangen werden kann. Ein ähnliches Bild ergibt sich bei der subjektiven Prognose der Erwerbsfähigkeit (SPE), da diese mit Zunahme des Risikos nach Nurse-WIS schlechter ausfällt, hier ergibt sich jedoch mit einem $r=0,534$ eine mittelmäßige Validität.

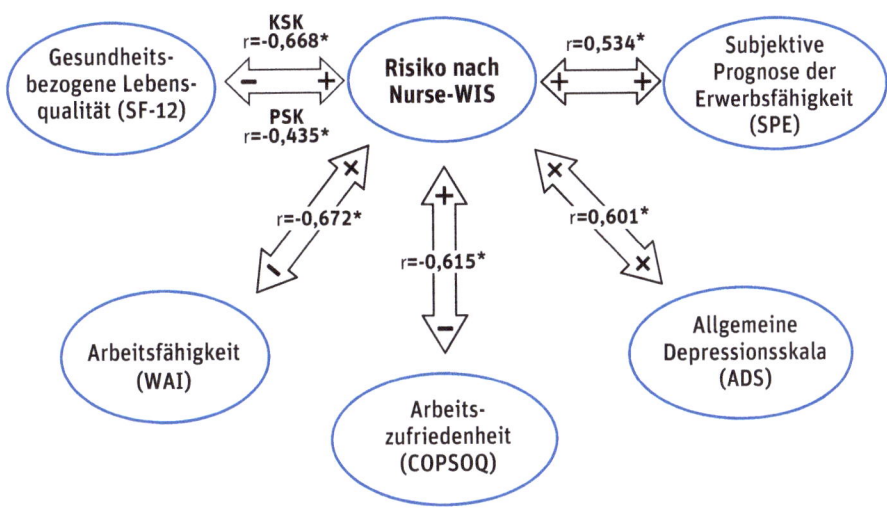

Abbildung 7 Darstellung der Korrelationen zur Prüfung der Konstruktvalidität (n=396)

r= Korrelation nach Spearman
KSK= Körperliche Summenskala
PSK= Psychische Summenskala
*Die Korrelation ist auf dem 0,001 Niveau signifikant (zweiseitig)
+ + = positive Korrelation
- + = negative Korrelation
Quelle: eigene Berechnungen

3.6.5 Konvergente Validität und differentielle Validität (T1)

In der bivariaten Analyse zur Prüfung der konvergenten Validität zeigen sich signifikante Unterschiede, die die Hypothesen und Annahmen zur Überprüfung der konvergenten Validität bestätigen (Tabelle 11). Personen mit einer Muskel-Skelett-Erkrankung (MSE) haben häufiger ein erhöhtes Risiko nach der Nurse-WIS (40,7%) als Personen ohne eine MSE (19,4%). Ebenso haben Altenpflegekräfte, die von einer psychischen Befindlichkeitsstörung betroffen waren, häufiger ein erhöhtes Risiko (44,0%) laut der Nurse-WIS als Personen ohne solche Beschwerden (22,4%). Wie erwartet zeigen sich darüber hinaus keine Zusammenhänge zwischen dem Risiko nach Nurse-WIS und Erkrankungen der unteren Extremität bzw. degenerativen Erkrankungen sowie mit anderen Erkrankungen (z. B. akute Atemwegserkrankungen). Signifikante Unterschiede gibt es jedoch beim Alter und bei der Berufsdauer, womit zu prüfen ist, ob diese Variablen als Moderatoren wirken. Altenpflegekräfte im Alter von 17 bis 35 Jahren sind mit 12,0% von einem erhöhten Risiko betroffen, bei 36- bis 45-Jährigen und bei 46- bis 55-Jährigen sind es jeweils etwa 27% und bei über 55-Jährigen sind es 50%. Zudem nimmt der Anteil der Personen mit einem erhöhten Risiko nach Nurse-WIS mit der Berufsdauer als Altenpflegekraft deutlich zu. Bei 0 bis 10 Jahren Berufsdauer sind es 15,3%, bei Personen mit einer Berufsdauer von mehr als 30 Jahren sind es hingegen 34,1%. Ob diese Variablen als Moderatorvariablen wirken, wurde anhand der multiplen logistischen Regression im Sinne der differentiellen Validität geprüft, die ebenfalls in Tabelle 11 dargestellt ist. Es zeigt sich, dass im Endmodell die Variable zum Alter weiterhin enthalten ist und somit einen Einfluss auf das Risiko nach Nurse-WIS hat. Demzufolge haben Altenpflegekräfte im Alter von 36 bis 45 Jahren (OR=2,9; 95%CI 1,47–5,63) und im Alter von 46 bis 55 Jahren (OR=2,5; 95%CI 1,27–4,90) eine etwa 3-fach erhöhte Wahrscheinlichkeit für ein erhöhtes Risiko nach Nurse-WIS als Altenpflegekräfte, die ≤35 Jahre sind. Bei Personen, die >55 Jahre alt sind, gibt es sogar eine etwa 7-fach erhöhte Wahrscheinlichkeit (OR=6,7; 95%CI 2,88–15,54). Die Variable zur Berufsdauer hat jedoch keinen Einfluss mehr. Allerdings sind im Endmodell ebenfalls die Variablen, die als Prüfkriterien für die Kriteriumsvalidität herangezogen wurden, enthalten. Personen mit Muskel-Skelett-Erkrankungen (MSE) zeigen mit einem OR=2,7 (95%CI 1,59–4,89) ebenso eine etwa 3-fach erhöhte Wahrscheinlichkeit für ein erhöhtes Risiko nach Nurse-WIS wie Personen, die von psychischen Befindlichkeitsstörungen (OR=2,9; 95%CI 1,24–6,92) betroffen waren.

Tabelle 11 Verteilung der Studienpopulation aus T1 (n=396) auf die Risikokategorien der Nurse-WIS und Ergebnisse des Endmodells der log. Regression zur Prüfung der differentiellen Validität

Variablen	Nurse-WIS		p-Wert*	Endmodell OR (95%CI)
	geringes/ mittleres Risiko % (n)	erhöhtes Risiko % (n)		
Geschlecht				
Weiblich	74,6 % (244)	25,4 % (83)		
Männlich	84,1 % (58)	15,9 % (11)	0,094 -	-
Alter				
≤35 Jahre	88,0 % (132)	12,0 % (18)		1
36–45 Jahre	72,6 % (77)	27,4 % (29)		2,9 (1,47–5,63)
46–55 Jahre	72,1 % (75)	27,9 % (29)		2,5 (1,27–4,90)
>55 Jahre	50,0 % (18)	50,0 % (18)	<0,001	6,7 (2,88–15,54)
Aufgewachsen in				
Deutschland	77,3 % (265)	22,7 % (78)		
Außerhalb Deutschlands	69,8 % (37)	30,2 % (16)	0,236 -	-
Schulabschluss				
Haupt-, Volksschulabschluss	72,6 % (82)	27,4 % (31)		
Realschulabschluss[1]	78,7 % (166)	21,3 % (45)		
Fach- oder Hochschulreife/ Abitur	75,0% (54)	25,0 % (18)	0,451	-
Berufsausbildung				
Exam. Alten- oder Krankenpfleger	74,3 % (182)	25,7 % (63)		
Alten- oder Krankenpflegehelfer	75,5 % (71)	24,5 % (23)		
Mitarbeiter ohne Pflegeausbildung[2]	86,0 % (49)	14,0 % (8)	0,172 -	
Berufsdauer				
0–10 Jahre	84,7 % (149)	15,3 % (27)		
11–20 Jahre	71,9 % (87)	28,1 % (34)		
21–30 Jahre	67,2 % (39)	32,8 % (19)		
mehr als 30 Jahre	65,9 % (27)	34,1 % (14)	0,004	-
Umfang der Beschäftigung				
Vollzeitkraft (wöchentl ≥35 Std.)	77,7 % (212)	22,3 % (61)		
Teilzeitkraft (wöchentl. 15–34 Std.)	72,4 % (84)	27,6 % (32)		

Fortsetzung Tabelle 11 Verteilung der Studienpopulation aus T1 (n=396) auf die Risiko-kategorien der Nurse-WIS und Ergebnisse des Endmodells der log. Regression zur Prüfung der differentiellen Validität

Variablen	Nurse-WIS		p-Wert*	Endmodell OR (95%CI)
	geringes/ mittleres Risiko % (n)	erhöhtes Risiko % (n)		
Arbeitszeit				
Wechselschicht ohne Nachtdienst	77,2 % (173)	22,8 % (51)		
Wechselschicht mit Nachtdienst	72,1 % (75)	27,9 % (29)		
Tagdienst mit immer derselben Arbeitszeit	79,5 % (31)	20,5 % (8)		
Ausschließlich Nachtdienst	79,3 % (23)	20,7 % (6)	0,688	-
Muskel-Skelett-Erkrankungen				
nein	80,6 % (254)	19,4 % (61)		1
ja	59,3 % (48)	40,7 % (33)	<0,001	2,7 (1,59–4,89)
Psychische Befindlichkeits-störungen				
nein	77,6 % (288)	22,4 % (83)		1
ja	56,0% (14)	44,0 % (11)	<0,001	2,9 (1,24–6,92)
Degenerative Erkrankungen/ Erkr. der unteren Extremität				
nein	76,9 % (287)	23,6 % (88)		
ja	73,9 % (17)	26,1% (6)	0,738	-
Andere Erkrankungen				
nein	75,9 % (167)	24,1 % (53)		
ja	77,8 % (137)	22,2 % (39)	0,651	-

[1]oder Polytechnische Oberschule
[2]und Auszubildende, Zivildienstleistende und Personen im Freiwilligen Sozialen Jahr
Chi^2 nach Pearson
OR= Odds Ratio
95%CI = 95% Konfidenzintervall
Quelle: eigene Berechnungen

3.6.6 Sensitivität und Spezifität, Likelihood-Ratios und die Receiver-Operating-Characteristic-Kurve (ROC) der Nurse-WIS (T2)

Für die Berechnung der Sensitivität und Spezifität, der Likelihood-Ratios und der ROC-Kurve wurde die Outcome-Variable „Langzeit-Arbeitsunfähigkeit (Langzeit-AU) oder Erwerbsminderungsrente (EM-Rente)" definiert (s. Kapitel 3.5.1). Insgesamt haben 23 Personen (10,2%) im Follow-up (T2) eine Langzeit-AU oder eine EM-Rente angegeben. Dieser Anteil bezieht sich auf 6,7% mit einer Langzeit-Arbeitsunfähigkeit aufgrund einer MSE, 2,7% aufgrund einer psychischen Befindlichkeitsstörungen und 0,9% (n=2) mit einer Erwerbsminderungsrente bzw. mit einem Antrag auf EM-Rente aus der Studienpopulation zu T2 (s. Tabelle 9).

In Tabelle 12 ist die Kreuzung der Outcome-Variable und der Variable zur Nurse-WIS dargestellt, aus der sich auch die Werte für die Sensitivität und Spezifität ablesen lassen. Zu T2 weisen insgesamt 23 Personen eine Langzeit-AU oder EM-Rente auf und von diesen hatten 17 Personen zu T1 ein erhöhtes Risiko nach Nurse-WIS. Damit liegt die Sensitivität bei 73,9% (95%CI 55,7%–92,3%), da die Nurse-WIS diesen Anteil der tatsächlich Betroffenen richtig vorhergesehen hat. Bei 26,1%, die zu T2 eine Langzeit-AU oder EM-Rente aufweisen, hat die Nurse-WIS zu T1 ein mittleres/ geringes Risiko vorhergesehen und die Vorhersage war demzufolge falsch. Das positive Likelihood-Ratio (LR+) liegt bei 3,17 und die Skala erreicht damit eine mäßige Effizienz.

Die Spezifität beträgt 76,7% (95%CI 71,2%–82,8%), da von 202 Personen ohne eine Langzeit-AU oder EM-Rente zu T2 155 Personen zu T1 auch nur ein geringes/ mittleres Risiko nach Nurse-WIS angegeben hatten. Bei 23,3% ohne eine Langzeit-AU oder EM-Rente zu T2 wurde zu T1 jedoch ein erhöhtes Risiko nach Nurse-WIS angegeben und damit war die Vorhersage in diesen Fällen nicht korrekt. Die negative Likelihood-Ratio (LR-) liegt bei 0,34, was einer mäßigen Effizienz entspricht.

Tabelle 12 Sensitivität, Spezifität und Likelihood-Ratios der Nurse-WIS (n=225)

| Nurse-WIS | Gesamt % (n) | Langzeit-AU oder EM-Rente | | LR+ | LR- |
		Ja % (n)	Nein % (n)		
Erhöhtes Risiko	28,4% (64)	73,9%[Δ] (17)	23,3% (47)	3,17	
Geringes/mittleres Risiko	71,6% (161)	26,1% (6)	76,7%[*] (155)	-	0,34
Gesamt	100% (225)	100% (23)	100% (202)		

Δ Sensitivität
* Spezifität
LR+ = positives Likelihood Ratio
LR- = negatives Likelihood Ratio
Quelle: eigene Berechnungen

In Abbildung 8 lässt sich erkennen, dass die ROC-Kurve weit oberhalb der Diagonalen verläuft. Die Fläche unter der ROC-Kurve, die Area under Curve (AUC), wird mit einem signifikanten Wert von 0,74 angezeigt, damit lässt sich die Präzision der Skala als moderat beschreiben. Der Peak der Kurve liegt bei einer Sensitivität von 73,9% und einer Spezifität von 76,7% und stimmt damit exakt mit den Werten, die sich auch für die Berechnung der Sensitivität und Spezifität aus der Kreuztabelle ergeben, überein. Mit dem Youden-Index (J) lässt sich dieser Peak, also der maximale vertikale Abstand zwischen der ROC-Kurve und der Diagonalen, berechnen und es bestätigt sich ebenfalls, dass der höchste Wert für J bei einem Cut-Off von 19,5 Punkten auf dem Summenscore der Nurse-WIS angezeigt wird. Damit wird deutlich, dass auch für die deutsche Version der Skala der Cut-Off von 20 Punkten beibehalten wird, obwohl bereits zwei Items der Originalversion, die sich in der Itemanalyse als nicht brauchbar erwiesen hatten, nicht mehr verwendet wurden.

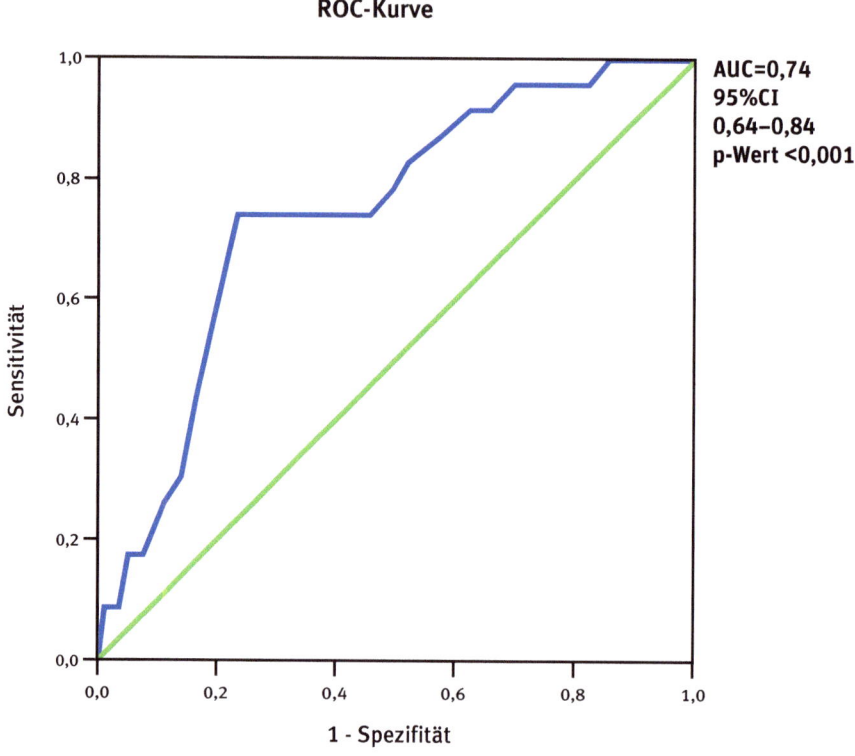

ROC-Kurve

Abbildung 8 Receiver-Operating-Characteristic-Kurve (ROC)

Blaue Linie= ROC-Kurve
Grüne Linie= Diagonale
AUC= Area Under Curve, Fläche unter der ROC-Kurve
Quelle: eigene Berechnungen

3.6.7 Prädiktive Werte der Nurse-WIS (T2)

In Tabelle 13 sind die Häufigkeiten der Variablen zur Beschreibung der Studien-population aus T2 (n=225) auf die Outcome-Variable, die prädiktiven Werte der Nurse-WIS und die Ergebnisse des Endmodells der logistischen Regression zur Prüfung weiterer Prädiktoren dargestellt. Es zeigt sich, dass Frauen häufiger als Männer und Personen über 55 Jahre häufiger als jüngere Personen eine Langzeit-AU oder EM-Rente aufweisen. Des Weiteren sind Altenpflegekräfte mit einem Haupt-, Volks- oder Realschulabschluss häufiger betroffen als Abiturienten. Pflegehelfer gehören ebenfalls häufiger zu der Gruppe der Personen mit einer Langzeit-AU oder EM-Rente als examinierte Pflegekräfte. Außerdem steigt mit der Berufsdauer der Anteil der Personen mit einer Langzeit-AU oder EM-Rente leicht an. Teilzeitkräfte sind häufiger betroffen als Vollzeitkräfte und bei der Arbeitszeit zeigen sich eben-falls Unterschiede. Einen deutlichen Unterschied gibt es bei Personen, die zu T1 bereits eine Muskel-Skelett-Erkrankung (MSE) angegeben hatten. Diese sind mit 22,2% etwa 3-mal so häufig von einer Langzeit-AU oder EM-Rente betroffen wie Personen ohne eine MSE. Bei Personen mit einer psychischen Befindlichkeits-störung zu T1 sowie bei Personen mit anderen Erkrankungen zu T1 zeigt sich nur ein geringfügiger Unterschied von ca. 3% und bei Personen mit degenerativen oder Knieerkrankungen zu T1 gibt es keinen Zusammenhang.

Der positive prädiktive Wert der Nurse-WIS liegt bei 26,6%. Das heißt, dass bei 26,6% der Personen, die zu T1 ein erhöhtes Risiko nach der Nurse-WIS angegeben haben, zu T2 tatsächlich eine Langzeit-AU oder EM-Rente aufweisen bzw. dass bei 73,4% dieser Personen keine Langzeit-AU oder EM-Rente aufgetreten ist.

Der negative prädiktive Wert liegt bei 96,3%. Damit wird deutlich, dass bei 96,3% der Personen, die zu T1 ein geringes/mittleres Risiko angegeben haben, zu T2 tat-sächlich keine Langzeit-AU oder EM-Rente aufweisen bzw. dass dies bei lediglich 3,7% der Fall war.

Anhand der mulitvariaten Analyse wird außerdem ersichtlich, dass nur zwei Variablen signifikante Prädiktoren darstellen. Bei einer MSE zum Zeitpunkt T1 wird deutlich, dass die Wahrscheinlichkeit für eine Langzeit-AU oder EM-Rente ein Jahr später um etwa das 3-fache erhöht ist, bei einem erhöhten Risikos nach der Nurse-WIS ist die Wahrscheinlichkeit für eine Langzeit-AU oder EM-Rente sogar um etwa das 8-fache erhöht (Tabelle 13).

Tabelle 13   Verteilung der Studienpopulation aus T2 (n=225) auf die Outcome-Variable, prädiktive Werte und Ergebnisse des Endmodells der log. Regression zur Prüfung weiterer Prädiktoren.

Variablen	Langzeit-AU oder EM-Rente		p-Wert*	Endmodell OR (95%CI)
	nein % (n)	ja % (n)		
Geschlecht				
Weiblich	88,7 % (172)	11,3 % (22)		
Männlich	96,8 % (30)	3,2 % (1)	0,166	-
Alter				
≤35 Jahre	88,6 % (62)	11,4 % (8)		
36–45 Jahre	92,2 % (59)	7,8 % (5)		
46–55 Jahre	91,7 % (66)	8,3 % (6)		
>55 Jahre	78,9 % (15)	21,1 % (4)	0,358	-
Aufgewachsen in				
Deutschland	89,0 % (178)	11,0 % (22)		
Außerhalb Deutschlands	96,0 % (24)	4,0 % (1)	0,278	-
Schulabschluss				
Haupt-, Volksschulabschluss	87,7 % (57)	12,3 % (8)		
Realschulabschluss[1]	88,7 % (102)	11,3 % (13)		
Fach- oder Hochschulreife/ Abitur	95,6 % (43)	4,4 % (2)	0,351	-
Berufsausbildung				
Exam. Alten- oder Krankenpfleger	90,4 % (132)	9,6 % (14)		
Alten- oder Kranken- pflegehelfer	86,5 % (45)	13,5 % (7)		
Mitarbeiter ohne Pflegeausbildung[2]	92,6 % (25)	7,4 % (2)	0,640	-
Berufsdauer				
0–10 Jahre	91,0 % (81)	9,0 % (8)		
11–20 Jahre	91,7 % (66)	8,3 % (6)		
21–30 Jahre	86,1 % (31)	13,9 % (5)		
mehr als 30 Jahre	85,7 % (24)	14,3 % (4)	0,692	-

Fortsetzung Tabelle 13   Verteilung der Studienpopulation aus T2 (n=225) auf die Outcome-Variable, prädiktive Werte und Ergebnisse des Endmodells der log. Regression zur Prüfung weiterer Prädiktoren.

Variablen	Langzeit-AU oder EM-Rente		p-Wert*	Endmodell OR (95%CI)
	nein % (n)	ja % (n)		
Umfang der Beschäftigung				
Vollzeitkraft (wöchentl. ≥35 Std.)	92,3 % (144)	7,7 % (12)		
Teilzeitkraft (wöchentl. 15–34 Std.)	84,8 % (56)	15,2 % (10)		
Teilzeitkraft (wöchentl. <15 Std.)	66,7 % (2)	33,3 % (1)	0,101	-
Arbeitszeit				
Wechselschicht ohne Nachtdienst	87,6 % (113)	12,4 % (16)		
Wechselschicht mit Nachtdienst	94,2 % (49)	5,8 % (3)		
Tagdienst mit immer derselben Arbeitszeit	92,0 % (23)	8,0 % (2)		
Ausschließlich Nachtdienst	89,5 % (17)	10,5 % (2)	0,587	-
Muskel-Skelett-Erkrankungen zu T1				
Nein	92,8 % (167)	7,2 % (13)		1
Ja	77,8 % (35)	22,2 % (10)	0,003	2,7 (1,01-7,04)
Psychische Befindlichkeits-störungen zu T1				-
Nein	90,0 % (189)	10,0 % (21)		
Ja	86,7 % (13)	13,3 % (2)	0,681	
Degenerative Erkrankung/Erkran-kung der unteren Extremität				-
Nein	89,6 % (189)	10,4 % (22)		
Ja	92,9 % (13)	7,1 % (1)	0,695	
Andere Erkrankungen				-
Nein	91,4 % (85)	8,6 % (8)		
Ja	88,6 % (117)	11,4 % (15)	0,501	
Prädiktive Werte der Nurse-WIS				
Geringes/mittleres Risiko	96,3 % (155)●	3,7 % (6)		1
Erhöhtes Risiko	73,4 % (47)	26,6 % (17)⁺	<0,001	8,2 (3,01–22,29)

[1] oder Polytechnische Oberschule
[2] Auszubildende, Zivildienstleistende und Personen im Freiwilligen Sozialen Jahr
*Chi^2 nach Pearson
OR= Odds Ratio
● Negativer prädiktiver Wert (NPW)
⁺ Positiver prädiktiver Wert (PPW)
95%CI= 95% Konfidenzintervall
Quelle: eigene Berechnungen

3.6.8 Prognostische Validität anhand der Anzahl der Arbeitsunfähigkeitstage (T2)

Ein weiteres Prüfkriterium für die prognostische Validität war die Anzahl der Arbeitsunfähigkeitstage (AU-Tage) in den zwölf Monaten vor T2. Nach Prüfung der Verteilungsform wird deutlich, dass keine Normalverteilung vorliegt. Zunächst einmal lässt sich feststellen, dass Personen mit einem erhöhten Risiko nach Nurse-WIS zu T1 ein Jahr später, also im Follow-up zu T2, mehr Arbeitsunfähigkeitstage (Median 15,0 AU-Tage, IQR 14,0 AU-Tage) aufweisen als Personen mit einem geringen/mittleren Risiko (Median 4,0 AU-Tage, IQR 43,5 AU-Tage). Außerdem zeigt sich, dass mit dem Summenscore der Nurse-WIS die Anzahl der Arbeitsunfähigkeitstage (AU-Tage) signifikant zunimmt (Korrelation nach Spearman $r=0{,}222$, p-Wert $<0{,}001$) (keine Tabelle). Auch für dieses Prüfkriterium wurde eine multivariate Analyse durchgeführt, um zu überprüfen, ob neben der Nurse-WIS noch andere Variablen einen Einfluss auf die Vorhersage der Anzahl von Arbeitsunfähigkeitstagen haben (Tabelle 14). Personen, die Teilzeit und weniger als 15 Stunden pro Woche arbeiten, geben eine höhere Anzahl an Arbeitsunfähigkeitstagen an als andere. Allerdings bleibt im Endmodell auch die Variable zum Summenscore der Nurse-WIS enthalten, damit besteht ein signifikanter Zusammenhang mit der Anzahl der AU-Tage zu T2.

Tabelle 14 Prüfung des Einflusses von Moderatorvariablen hinsichtlich des Zusammenhangs zwischen dem Summenscore der Nurse-WIS und der Anzahl der Arbeitsunfähigkeitstage

Variablen im Endmodell	Anzahl der Arbeitsunfähigkeitstage zu T2			
	Median (IQR)	n	Beta	p-Wert
Umfang der Beschäftigung				
Vollzeitkraft (wöchentl ≥35 Std.)	5,0 Tage (11,0 Tage)	156		
Teilzeitkraft (wöchentl. 15–34 Std.)	6,5 Tage (11,0 Tage)	66		
Teilzeitkraft (wöchentl. <15 Std.)	30,0 Tage (11,0 Tage)	3	0,112	<0,05
Summenscore der Nurse-WIS zu T1	n.m.	225	0,211	<0,01

IQR = Interquartilsabstand (interquartile range)
n.m. = Darstellung des Medians (IQR) nicht möglich, da beide Variablen metrische Variablen sind.
Beta = Standardisierter Koeffizient Beta
Quelle: eigene Berechnungen

3.7 Zusammenfassung und Diskussion – Eignung der Nurse-WIS

Zusammenfassend lässt sich feststellen, dass sich anhand der vorliegenden Ergebnisse die Nurse-WIS als ein reliables und valides Instrument dargestellt hat. Außerdem scheint die Nurse-WIS in der Lage zu sein, eine drohende Langzeit-Arbeitsunfähigkeit (Langzeit-AU) oder Erwerbsminderungsrente (EM-Rente) zu erfassen. Daher lässt sich vermuten, dass die Skala alle Voraussetzungen erfüllt, um sie sinnvoll und effektiv als Screening-Instrument einzusetzen, um frühzeitig Interventionen im Sinne von sekundärpräventiven oder gesundheitsfördernden Maßnahmen anbieten zu können. Im Folgenden werden das Studiendesign, die Repräsentativität der Stichprobe und die Messgenauigkeit und Validität der Skala diskutiert. Darüber hinaus wird die Prognosefähigkeit der Nurse-WIS aufgrund der Ergebnisse und die Implikation dieser Fähigkeit auf die praktische Anwendung der Skala beurteilt.

3.7.1 Besonderheiten im Studiendesign und Repräsentativität der Stichprobe

Im Rahmen der Validierungsstudie der Nurse-WIS wurde eine Kohorte von Altenpflegekräften prospektiv über zwölf Monate an zwei Erhebungszeitpunkten (Baseline T1, Follow-up T2) anhand von Fragebögen untersucht. Die Studienteilnehmer wurden über Einrichtungen der stationären Altenpflege akquiriert, wobei die Studienunterlagen mit dem Fragebogen zu T1 (mit Zustimmung des Betriebsrats bzw. der betrieblichen Interessenvertretung) im Blanko-Format auf der Arbeitsstelle für die beschäftigten Altenpflegekräfte ausgelegt wurden. Um den Einrichtungen eine ausreichende Anzahl an Studienunterlagen zukommen lassen zu können, gaben die Einrichtungen an, wie viele Altenpflegekräfte sie beschäftigten. Allerdings ist zu beachten, dass bei diesem Verfahren Schwierigkeiten bei der Kalkulation der Response-Rate auftraten. Zu T1 beteiligten sich 396 Altenpflegekräfte, womit eine Response-Rate von 23,1% erreicht wurde. Allerdings lässt sich vermuten, dass bei einigen Einrichtungen mehr Fragebögen angefordert wurden als eigentlich benötigt, sodass es einen Überschuss an ausgelegten Studienunterlagen gab. Zum einen lässt sich dieser Überschuss durch Arbeitsausfälle der Beschäftigten (z. B. durch Krankheit, Urlaub, Schwangerschaft, Elternzeit, Fluktuation) erklären, da nicht davon ausgegangen werden kann, dass alle beschäftigten Altenpflegekräfte anwesend waren, als die Studienunterlagen ausgelegt wurden, obwohl diese mehrere Wochen lang auslagen. Des Weiteren haben einige der größeren Einrichtungen bezüglich der Anzahl der Pflegekräfte und der benötigten Studienunterlagen Schätzwerte angegeben und aufgerundet (z. B. „Schicken Sie ca. 100 Stück"), da die zuständigen Heim- und Pflegedienstleitungen aus dem Stegreif häufig nicht die genaue Anzahl der derzeit beschäftigten Pflegekräfte nennen konnten bzw. häufig die Anzahl der insgesamt Beschäftigten (inklusive Haushaltskräfte, Reinigungskräfte usw.) genannt haben. Daher ist die Response-Rate bei T1 als Näherungswert anzusehen und es ist damit zu rechnen, dass die Response-Rate eher unterschätzt wird. Dies erscheint wahrscheinlich, da zu T2 eine deutlich höhere Response-Rate von 57,7% erreicht wurde, wobei die Studienteilnehmer bei vorliegender Einverständniserklärung (und Angabe der Adresse) einen Fragebogen nach Hause geschickt bekommen haben. Dies fällt besonders ins Gewicht, da bei Follow-up-Erhebungen zum zweiten Mal darum gebeten wird, einen Fragebogen auszufüllen; in der Regel wird daher eher eine geringere Response-Rate erwartet als bei der Ersterhebung. Unabhängig von der Response-Rate lässt sich jedoch feststellen, dass sich die Studienpopulation zu T1 und T2 vergleichen lässt. Daher ist zu vermuten, dass beim Follow-up keine Selektion von Studienteilnehmern aufgetreten ist.

Zu beiden Erhebungszeitpunkten waren über 80% der Studienteilnehmer weiblich. Wie sich aus den Angaben des Instituts für Arbeitsmarkt- und Berufsforschung (IAB) bestätigten lässt, liegt der Frauenanteil in sozialpflegerischen Berufen, zu dem die Altenpflege gezählt wird, ebenfalls bei 80,0%. Auch die Altersverteilung in der vorliegenden Studie lässt sich anhand dieser Angaben mit der Altersverteilung in sozialpflegerischen Berufen in Deutschland vergleichen (Institut für Arbeitsmarkt- und Berufsforschung der Bundesagentur für Arbeit 2012).

Zu T1 sowie zu T2 haben etwa 20% angegeben, dass sie aufgrund einer Muskel-Skelett-Erkrankung (MSE) in den vorangegangenen zwölf Monaten arbeitsunfähig waren. Des Weiteren waren MSE in der vorliegenden Studie (nach anderen Erkrankungen wie akuten Atemwegs- oder Magen-Darm-Erkrankungen) der häufigste Grund für eine Arbeitsunfähigkeit. In der Literatur werden hinsichtlich von Beschwerden im unteren Rückenbereich bei Pflegepersonal etwas höhere Prävalenzraten (von 30% bis 60%) angegeben. Allerdings wird in den genannten Studien keine Arbeitsunfähigkeit aufgrund von MSE erfasst, sondern lediglich die Symptome einer MSE wie Rückenschmerzen oder Nackenschmerzen (Nelson et al. 2003, Videman et al. 2005, Trinkoff et al. 2002, Knibbe & Friele 1996, Coggan et al. 1994); Schmerzen führen aber nicht zwangsläufig dazu, dass die Pflegekräfte der Arbeit fernbleiben und somit Arbeitsunfähigkeit gegeben ist. Zum Teil wurden diese

Prävalenzraten auch in anderen Beobachtungszeiten festgestellt. Bei Videman et al. (2005) wurden die Studienteilnehmer zum Beispiel über fünf Jahre untersucht, wobei nicht verwundert, dass in einem solchen Zeitraum häufiger Rückenschmerzen vorkommen als in einem Beobachtungszeitraum von zwölf Monaten wie in der vorliegenden Studie.

Nach den MSE waren psychische Befindlichkeitsstörungen der häufigste Grund für eine Arbeitsunfähigkeit, wobei sich deren Anteil von T1 (6,3%) zu T2 (11,6%) leicht erhöht hat. Aus der Literatur wird ebenfalls ersichtlich, dass die Beschäftigten in der Pflege von Beanspruchungsreaktionen wie Burnout und psychischen Beeinträchtigungen betroffen sind (Kuhnert & Nienhaus 2010, Zimber 1998, Zimber et al. 2000, Siegrist & Rödel 2005, Glaser et al. 2007, Garrett 2008, McHugh et al. 2011). Eine genaue Aussage über die Prävalenz von Burnout in der Altenpflege ist zum aktuellen Forschungsstand jedoch nicht möglich, da aufgrund unterschiedlicher Konzeptualisierungen von Burnout und uneinheitlicher Erhebungsinstrumente in den Studien kein eindeutiger Schluss gezogen werden kann (Kuhnert & Nienhaus 2010).

Ein weiterer Unterschied zeigt sich bei der Nurse-WIS. Es lässt sich feststellen, dass bei T1 etwa 24% ein erhöhtes Risiko nach der Nurse-WIS angegeben haben, bei T2 sind es etwa 28%. Somit lässt sich vermuten, dass die Personen mit einem erhöhten Risiko laut der Nurse-WIS zu T1 etwas häufiger an der Zweitbefragung zu T2 teilgenommen haben als Personen, die ein geringeres Risiko anhand der Nurse-WIS angegeben haben.

Insgesamt lässt sich schlussfolgern, dass die Stichprobe in der vorliegenden Studie mit anderen Untersuchungen vergleichbar ist und daher von einer guten Repräsentativität ausgegangen werden kann.

3.7.2 Reliabilität und Validität der Nurse-WIS

Die Reliabilität und Validität der Nurse-WIS wurden anhand verschiedener Verfahren überprüft. Zunächst wurde eine Itemanalyse anhand der psychometrischen Itemschwierigkeit und des Trennschärfekoeffizienten durchgeführt. Bei der psychometrischen Itemschwierigkeit wurde die Zustimmung zu einem Item der Nurse-WIS („trifft zu") getestet, wobei eine möglichst breite Streuung vorliegen sollte. Items mit extrem niedrigen oder extrem hohen Schwierigkeitsindexen, also wenn fast alle Studienteilnehmer einem Item zustimmen (oder auch nicht zustimmen), können Unterschiede nicht sichtbar machen und sind kaum aussagekräftig. Bei der Nurse-WIS hatten zunächst alle Items akzeptable Schwierigkeitsgrade erreicht. Der Trennschärfekoeffizient allerdings, der eine Einschätzung darüber trifft, wie gut ein Item in der vorliegenden Studie das Risiko nach Nurse-WIS misst, zeigte an, dass zwei Items aus der Skala entfernt werden sollten, sodass die Skala in der deutschen Version aus insgesamt 28 Items besteht. Bei der Testung der Reliabilität anhand des α-Koeffizienten nach Cronbach, bei dem eine Aussage darüber erzielt wird, inwieweit alle Items der Skala geeignet sind, das Konstrukt, also die „Work Instability" nach Nurse-WIS zu erfassen, werden für die Skala mit 28 Items hohe Werte und damit eine gute Messgenauigkeit erreicht.

Darüber hinaus kann von einer hohen Konstruktvalidität ausgegangen werden, da die Skala den aus der Theorie und Empirie gebildeten Hypothesen entspricht. So zeigt sich, dass mit Zunahme des Risikos für eine Langzeit-AU oder EM-Rente nach der Nurse-WIS die gesundheitsbezogene Lebensqualität schlechter eingeschätzt wird und die Arbeitsfähigkeit sowie die Arbeitszufriedenheit abnimmt. Gleichzeitig nimmt die Wahrscheinlichkeit von depressiven Symptomen zu und die subjektive Prognose der Erwerbsfähigkeit fällt schlechter aus. Auch die konvergente Validität zeigt gute Werte, da Personen mit einem erhöhten Risiko laut der Nurse-WIS auch häufiger eine Muskel-Skelett-Erkrankung (MSE) oder psychische Befindlichkeitsstörung aufweisen. Damit erfasst die Skala, was sie erfassen soll. Neben diesem Zusammenhang stellt sich allerdings auch das Alter als ein Einflussfaktor dar, ältere Personen haben demnach häufiger ein erhöhtes Risiko nach der Nurse-WIS. Bei einem Instrument, das das Risiko für eine Langzeit-AU, vor allem aufgrund von MSE, erfassen soll, ist dieser Zusammenhang jedoch nicht verwunderlich: Erstens ist bekannt, dass bei Langzeit-AU ein Alterseffekt zu beobachten ist (Bödeker & Zelen 2008) und zweitens kommen MSE bei fortschreitendem Alter häufiger vor (de Zwart et al. 1995, Ueberschär & Heipertz 2002, Neuhauser et al. 2005, Burton & Waddell 2004, Kromark et al. 2008). Insgesamt zeigt sich eine hohe Reliabilität und Validität, womit von einer guten Messgenauigkeit ausgegangen werden kann und die Nurse-WIS für den praktischen Einsatz geeignet erscheint.

3.7.3 Prognosefähigkeit und Implikationen für die praktische Anwendung der Nurse-WIS

Bei der Betrachtung der Werte zur prognostischen Validität der Nurse-WIS zeigen sich befriedigende Werte und insgesamt lässt sich damit vermuten, dass die Nurse-WIS in der Lage ist, eine drohende Langzeit-AU oder einen EM-Rentenbezug zu erfassen. Die Sensitivität als das Maß, mit dem der Anteil der „wirklich Kranken" mit einer Langzeit-AU oder EM-Rente ein Jahr zuvor richtig von der Nurse-WIS erkannt wurde, liegt bei etwa 74%. Die Spezifität, also der Anteil der Personen ohne Erkrankung, die von der Nurse-WIS richtig klassifiziert wurden, liegt bei etwa 77%. Im Zuge der Entwicklung der Nurse-WIS in der Forschergruppe um Gilworth et al. (2007) ergaben sich für die Sensitivität ähnliche Werte von 75%, für die Spezifität wurde jedoch ein deutlich besserer Wert von 100% erreicht. Allerdings wurde für die Ermittlung der Sensitivität und Spezifität bei Gilworth et al. (2007) eine persönliche Untersuchung eines Teils der Studienteilnehmer (n=27) durch einen Arbeitstherapeuten anhand eines standardisierten Protokolls durchgeführt. In der vorliegenden Untersuchung wurden zur Ermittlung dieser Werte Selbstangaben der Studienteilnehmer zu Langzeit-AU oder EM-Renten aus dem Fragebogen entnommen. Eine persönliche Begutachtung eines Studienteilnehmers durch einen Arbeitstherapeuten ist möglicherweise zuverlässiger, misst allerdings etwas anderes als eine Langzeit-AU. Das mag den abweichenden Wert der Spezifität erklären. Der Arbeitstherapeut erhob lediglich den Status der „Work Instability", es wurde nicht geprüft, ob später tatsächlich eine Langzeit-AU oder EM-Rente vorlag. Eine prospektive Untersuchung blieb also aus. Eine diagnostizierte Work Instability von einem Arbeitstherapeuten muss jedoch nicht zwangsläufig zu einer Langzeit-AU oder EM-Rente führen. Diese prospektive Untersuchung wurde nun in der vorliegenden Studie zum ersten Mal durchgeführt und es wurden befriedigende Werte für die Sensitivität und Spezifität bei einem Cut-Off-Wert von 20 Punkten ermittelt.

Durch eine Veränderung des Cut-Off-Werts wäre es theoretisch möglich, die Sensitivität und Spezifität zu variieren. Zum Beispiel würde sich durch eine Verringerung des Cut-Off-Wertes auf 10 Punkte eine höhere Sensitivität von über 87% erreichen lassen. Die Spezifität würde dann jedoch deutlich niedriger ausfallen und nur noch bei 37% liegen. Eine höhere Sensitivität kann also nur durch eine niedrigere Spezifität erkauft werden, und umgekehrt (Bender 2001, Akobeng 2007b). Die Gütekriterien eines Tests lassen sich also nicht unabhängig voneinander optimieren. Für die Nurse-WIS wäre eine Veränderung des ursprünglichen Cut-

Off-Werts von 20 Punkten allerdings nicht sinnvoll, da durch die Analyse mit der ROC-Kurve und durch den Youden-Index bestätigt wurde, dass mit diesem Cut-Off-Wert die beste Präzision erreicht wird und nach dem Likelihood-Ratio eine mäßige Testeffizienz vorliegt. So liegt das positive Likelihood-Ratio für die Nurse-WIS etwa bei 3 und das bedeutet, dass die Wahrscheinlichkeit für ein erhöhtes Risiko nach der Nurse-WIS bei Personen, die von einer Langzeit-AU oder EM-Rente betroffen sind etwa dreimal so groß ist wie bei Personen ohne eine Langzeit-AU oder EM-Rente. Damit erscheint die Testeffizienz der Nurse-WIS befriedigend.

Neben der Analyse mit der ROC-Kurve bzw. durch den Youden-Index richtet sich die Wahl des Cut-Off-Werts nach dem Nutzen bzw. dem Schaden, der dem Betroffenen durch ein falsch-positives oder ein falsch-negatives Testergebnis zugefügt werden kann. Bei einem niedrigen Cut-Off-Wert wird ein größerer Anteil der Erkrankten als erkrankt erkannt, die Sensitivität wird also erhöht. Wenn mit einem diagnostischen Test auf keinen Fall eine Krankheit übersehen werden soll, z.B. bei einem Test, der eine lebensbedrohliche Erkrankung erfasst, und eine frühzeitige Diagnose und Therapie besonders wichtig sind, sollte der Cutt-Off-Wert entsprechend niedrig gewählt werden. Da bei einem niedrigen Cut-Off-Wert allerdings eine geringere Spezifität vorliegt und somit viele Gesunde fälschlicherweise als erkrankt klassifiziert werden, sollte zur Vermeidung unnötiger, und gegebenenfalls kostenintensiver Behandlungsmaßnahmen, die unter Umständen durch Nebenwirkungen irreversible Schäden nach sich ziehen, eine weitere diagnostische Maßnahme im Sinne einer Bestätigungsdiagnose durchgeführt werden (Schwarzer et al. 2001). Da bei der Nurse-WIS keine lebensbedrohliche Erkrankung erkannt werden soll, ist es also auch aus klinischer Sicht nicht sinnvoll einen niedrigeren Cut-Off-Wert zu wählen. Auch ist die Konsequenz eines falsch-positiven Ergebnisses für den Betroffenen bei der Nurse-WIS, das im schlimmsten Fall eine unnötige präventive oder gesundheitsfördernde Maßnahme nach sich zieht, sicherlich anders einzuschätzen als ein falsch-positives Ergebnis bei einem diagnostischen Test auf eine lebensbedrohliche Erkrankung, bei dem sich der Betroffene mit einer irrtümlich angenommenen tödlichen Krankheit konfrontiert sieht. Dennoch sollte bei einem positiven Testergebnis nach der Nurse-WIS, also wenn ein erhöhtes Risiko für eine Langzeit-AU oder EM-Rente angezeigt wird, vor einem Präventionsangebot zur Bestätigung ein Gespräch mit bzw. eine Untersuchung durch den betreuenden Arzt, den Betriebsarzt oder einen Arbeitstherapeuten erfolgen.

Weitere wichtige Werte für einen diagnostischen Test sind die Vorhersagewerte, die sogenannten prädiktiven Werte. Der negative prädiktive Wert (NPW), also der Anteil der Personen ohne Risiko nach der Nurse-WIS, der ein Jahr später auch tatsächlich gesund war, liegt bei 96,3% und damit sehr hoch. Beim positiven prädiktiven Wert (PPW) zeigt sich, dass etwa ein Viertel der Personen mit einem erhöhten Risiko laut der Nurse-WIS später eine Langzeit-AU oder eine EM-Rente aufweisen. Dieser Zusammenhang bleibt auch in der multivariaten Analyse signifikant, wobei die Wahrscheinlichkeit für eine Langzeit-AU oder einen EM-Rentenbezug für Personen mit einem erhöhten Risiko laut der Nurse-WIS etwa 8-fach erhöht ist. Dennoch erscheint der PPW zunächst relativ gering. Es ist aber zu beachten, dass die Vorhersagewerte bei Screenings immer von der Prävalenz der Erkrankung abhängig sind. Ist die Prävalenz gering, ist auch der positive prädiktive Wert - selbst bei Tests mit guter Testeffizienz und einer hohen Sensitivität und Spezifität - gering (Bender 2001, Akobeng 2007b). Die Prävalenz für eine Langzeit-AU bzw. für einen EM-Rentenbezug lag in der Follow-up-Erhebung bei etwa 10% und ist also eher niedrig. Nach Bender (2001) lassen sich die nach der Prävalenz zu erwartenden prädiktiven Werte für diagnostische Tests, wenn die Sensitivität und Spezifität sowie die Testeffizienz bekannt sind, in einer Tabelle ablesen. Demzufolge wird für Tests mit einer Sensitivität und Spezifität von etwa 70% und einer mäßigen Testeffizienz bei einer Prävalenz von 10% ein Wert von etwa 21% angegeben. Dieser Wert lässt sich mit dem PPW von 27% in der vorliegenden Untersuchung in etwa vergleichen. Nach Bender (2001) lässt sich demnach erwarten, dass, wenn die Prävalenz zum Beispiel auf 50% erhöht wird, ein PPW von etwa 70% zu erwarten ist.

Aufgrund dessen ist es in der klinischen Praxis bei der Anwendung eines diagnostischen Tests erstrebenswert, diesen in Populationen mit einer hohen Prävalenz bzw. einem erhöhten Risiko für die Erkrankung anzuwenden (Bender 2001, Akobeng 2007b). In der vorliegenden Untersuchung wurde der prognostische Wert der Nurses-WIS für den Zeitraum von zwölf Monaten nach der Befragung bestimmt. Wenn man davon ausgeht, dass sich die Prävalenz von Langzeit-AU und EM-Renten mit Zunahme des Beobachtungszeitraums erhöht, ist wahrscheinlich, dass sich der PPW verbessert, wenn ein längerer Follow-up-Zeitraum von zum Beispiel 24 Monaten gewählt wird.

Um den PPW zu verbessern wäre außerdem denkbar die Nurse-WIS vor allem bei Pflegekräften über 50 Jahren oder bei Pflegekräften, die aufgrund von ersten Anzeichen einer MSE einen Arzt oder den Betriebsarzt aufsuchen, anzuwenden.

Dies erscheint vor allem vor dem Hintergrund sinnvoll, da im Alter von über 50 Jahren häufiger Langzeit-AU und EM-Renten auftreten und sich das Vorliegen einer MSE ein Jahr vor der Follow-up-Erhebung neben der Nurse-WIS als signifikanter Prädiktor für eine Langzeit-AU oder EM-Rente herausgestellt hat. Es lässt sich daher vermuten, dass sich, wenn man den befragten Personenkreis auf besonders gefährdete Pflegekräfte (z. B. über 50 Jahre, erste Anzeichen einer MSE) beschränkt, der PPW der Nurse-WIS verbessert. Um diese Vermutungen zu überprüfen, ist allerdings weitere Forschung notwendig.

Ein weiterer Hinweis auf die prognostische Fähigkeit der Nurse-WIS zeigt sich durch den Zusammenhang der Nurse-WIS und der Arbeitsunfähigkeit ein Jahr später: Mit dem Anstieg der Punkte auf der Nurse-WIS steigt auch die Anzahl der Arbeitsunfähigkeitstage. Zudem geben Personen, die weniger als 15 Stunden pro Woche arbeiten, mehr Arbeitsunfähigkeitstage an als andere Personen. Allerdings ist zu beachten, dass dies lediglich drei Personen betrifft. Außerdem lässt sich vermuten, dass Altenpflegekräfte mit einer stark eingeschränkten Gesundheit den Umfang ihrer Beschäftigung bereits reduziert haben. Somit ist nicht die Teilzeitbeschäftigung unter 15 Stunden als Prädiktor für eine Arbeitsunfähigkeit zu betrachten, sondern die eingeschränkte Gesundheit, die zu einer reduzierten Beschäftigung geführt hat. Für diese These spricht, dass einer dieser Teilzeitbeschäftigten angegeben hatte, bereits einen Rentenantrag aufgrund gesundheitlicher Probleme gestellt zu haben.

Anhand der Ergebnisse zur prognostischen Validität der Nurse-WIS lässt sich schlussfolgern, dass die Nurse-WIS geeignet ist, eine Langzeit-AU oder einen EM-Rentenbezug vorherzusagen. Des Weiteren stellt die Nurse-WIS ein kurzes, aufwandsarmes und kostengünstiges Instrument dar, das für den praktischen Einsatz sowie für die Anwendung in der Forschung und Evaluation geeignet erscheint.

3.7.4 Anwendung der Nurse-WIS zur Erhaltung der Erwerbsfähigkeit bei Pflegekräften

Um dem durch den demografischen Wandel prognostizierten Pflegekräftemangel entgegenzuwirken, rückt die Erhaltung der Erwerbsfähigkeit von Pflegekräften in den Mittelpunkt. In der Forschung hat sich bisher gezeigt, dass vor allem Interventionen im Sinne der Sekundärprävention, die Personen mit einem Risiko für eine Früh- bzw. eine Erwerbsminderungsrente (de Boer et al. 2004) oder mit ersten Symptomen einer Muskel-Skelett-Erkrankung (Linton et al. 1993, Linton & Andersson 2000, Linton & Nordin 2006, van Oostrom et al. 2009) einschließen, als effektiv erwiesen haben (s. Kapitel 1.5). Daher lässt sich vermuten, dass solche sekundärpräventiven Angebote auch für die Erhaltung der Erwerbsfähigkeit von Pflegekräften sinnvoll wären. Um gefährdete Pflegekräfte zu identifizieren und somit den Einsatz von präventiven Angeboten zu ermöglichen und effizient zu gestalten, wäre denkbar die Nurse-WIS einzusetzen.

Des Weiteren lässt sich vermuten, dass der Einsatz der Nurse-WIS als Steuerungsinstrument in der Rehabilitation bzw. in der beruflichen Rehabilitation von Nutzen ist. So gilt in der beruflichen Rehabilitation bzw. bei den Leistungen zur Teilhabe am Arbeitsleben das Grundprinzip „Rehabilitation vor Rente". Ziel ist es, die Erwerbsfähigkeit behinderter oder von Behinderung bedrohter Menschen entsprechend ihrer Leistungsfähigkeit zu erhalten, zu verbessern oder wiederherzustellen und die Erwerbsfähigkeit möglichst auf Dauer zu sichern. Durch Rehabilitationsmaßnahmen sollen die Betroffenen wieder in den beruflichen Alltag integriert werden (z. B. durch Umschulungen, Weiterbildungen, berufliche Trainingsmaßnahmen) (Gutenbrunner & Glaesener 2007). In der beruflichen Rehabilitation könnte die Nurse-WIS zum Beispiel bei der Zuweisung und Evaluation von Leistungen zur Teilhabe am Arbeitsleben bei betroffenen Pflegekräften eingesetzt werden. Eine solche Leistung stellt z. B. das BGW-Rückenkolleg dar, was sich an Beschäftigte in Pflegeberufen mit Verdacht auf eine berufsbedingte Wirbelsäulenerkrankung richtet und was sich als effektiv erwiesen hat (Kromark et al. 2005).

Eine weitere besondere Leistung der Rehabilitation ist die Wiedereingliederung in das Arbeitsleben. Im Rahmen eines Stufenplanes wird der kranke und behinderte Mensch schrittweise oder stundenweise an die Belastungen des alten Arbeitsplatzes herangeführt, bis die volle Arbeitsfähigkeit erreicht ist. Die stufenweise Wiedereingliederung kann individuell gestaltet werden (entsprechend der gesundheitlichen Störung, den Funktionseinschränkungen, den persönlichen Faktoren und den organisatorischen Möglichkeiten des Betriebs). Der Wiedereingliederungsplan wird in Abstimmung mit dem behandelnden Arzt, dem zuständigen Rehabilitationsträger, dem Arbeitgeber und dem betroffenen Arbeitnehmer erstellt (Gutenbrunner & Glaesener 2007). Auch bei dieser stufenweisen Wiedereingliederung in das Arbeitsleben könnte die Nurse-WIS hilfreich sein. Zum Beispiel könnte anhand der Nurse-WIS überprüft werden, inwieweit die Pflegekraft wieder den beruflichen Belastungen ausgesetzt werden kann.

Allerdings ist beim Einsatz der Nurse-WIS als Steuerungsinstrument zu Maßnahmen der Gesundheitsförderung, Prävention oder Rehabilitation zu beachten,
dass in der vorliegenden Studie etwa ein Viertel der befragten Altenpflegekräfte
ein erhöhtes Risiko nach der Nurse-WIS angegeben haben und der positive prädiktive Wert (PPW) der Skala bei etwa 27% liegt. Aufgrund dessen wäre sinnvoll, neben
der Nurse-WIS weitere Steuerungsinstrumente anzuwenden, wie z. B. eine zusätzlich Untersuchung von Pflegekräften mit einem erhöhten Risiko nach Nurse-WIS
durch einen Arbeitstherapeuten, Betriebsarzt oder Arzt, um das Ergebnis zu bestätigen. Des Weiteren ist bei der Anwendung der Nurse-WIS als Steuerungsinstrument von Interesse, wie sich der PPW in weiteren Studien darstellt.

4. Fazit und Ausblick

Hintergrund der vorliegenden Arbeit ist die zentrale Aufgabe, dem durch den demografischen Wandel erwarteten Pflegekräftemangel zu begegnen und die Gesundheitsversorgung der Bevölkerung auf einem qualitativ hohen Niveau sicherzustellen. Dies erfordert unter anderem, Pflegekräfte gesund und motiviert bis zum Renteneintritt im Beruf zu halten. Bisher war in Deutschland jedoch unbekannt, wie viele Pflegekräfte von medizinischen Rehabilitationen und Erwerbsminderungsrenten (EM-Rente) und somit von einem vorzeitigen Berufsausstieg betroffen sind. Durch die Auswertungen der Daten der Deutschen Rentenversicherung in dieser Arbeit (Teil 2) ließ sich ermitteln, dass bei Beschäftigten aus Pflegeberufen häufiger Rehabilitationen sowie ein erhöhtes Risiko für eine verminderte Erwerbsfähigkeit nach einer Rehabilitation aufgrund von Muskel-Skelett-Erkrankungen (MSE) auftraten als bei Beschäftigten aus anderen Berufsgruppen. Des Weiteren ließ sich feststellen, dass Beschäftigte aus Pflegeberufen häufiger EM-Renten erhielten, obwohl sie häufiger mindestens eine Rehabilitationsleistung vor Beginn des EM-Rentenbezugs erhalten hatten. Es stellt sich daher die Frage, ob Rehabilitationsleistungen bei MSE in Pflegeberufen nicht den gewünschten langfristigen Erfolg haben. Diese Vermutung unterstreicht die Bedeutung von Prävention und Gesundheitsförderung, um die Erwerbsfähigkeit von Pflegekräften zu erhalten. Auch in der Forschung bestätigt sich, dass frühzeitige Maßnahmen zur Prävention und Gesundheitsförderung effektiv sind, um Chronifizierungen von Erkrankungen und einen frühzeitigen Berufsausstieg zu vermeiden (de Boer et al. 2004, Linton & Andersson 2000, Linton & Nordin 2006, van Oostrom et al. 2009, Tullar et al. 2010). Bisher fehlen jedoch Screening-Instrumente, um gefährdete Pflegekräfte zu identifizieren und effiziente Präventionsmaßnahmen anzubieten. Deshalb wurde die Validierung der Nurse-Work Instability Scale (Nurse-WIS) von Gilworth et al. (2007) (Teil 3) vorgenommen. Diese Studie stellt bisher, neben der Studie zur Entwicklung der Nurse-WIS (Gilworth et al. 2007), die einzige Validierungsstudie dar und darüber hinaus ist es die erste Studie, die durch ein Follow-up den prognostischen Wert der Nurse-WIS überprüft hat. Hierbei hat sich die Skala als ein aufwandsarmes, reliables und valides Instrument mit befriedigenden Prognose-Fähigkeiten zur Erfassung einer drohenden Langzeit-Arbeitsunfähigkeit (Langzeit-AU) und eines EM-Rentenbezugs dargestellt. Insgesamt haben sich damit vielversprechende Ergebnisse gezeigt, dennoch ist weitere Forschung wünschenswert. Erstens ist zu beachten, dass die Validierungsstudie bisher nur an einer Kohorte von Altenpflegekräften durchgeführt wurde und somit die Ergebnisse nicht uneingeschränkt auf andere Pflegekräfte (z. B. Krankenpflegekräfte) übertragbar sind. Und zweitens wurden die Angaben zu Langzeit-AU und EM-Renten in der Validierungsstudie durch Selbstangaben erhoben. Aufgrund der ermutigenden Ergebnisse dieser Arbeit wird die Validierung der Nurse-WIS daher in einem Gemeinschaftsprojekt mit einer der größten deutschen Krankenkassen, der Deutschen Angestellten Krankenkasse (DAK), fortgeführt, die aufgrund ihrer historischen Entwicklung als Angestelltenkrankenkasse insbesondere Beschäftigte aus dem Gesundheitswesen versichert (DAK 2010). Hierbei wird eine große Kohorte von Pflegekräften aus der Krankenpflege (DEÜV-Tätigkeitsschlüssel 853: Krankenpfleger, Hebammen/DEÜV-Tätigkeitsschlüssel 854: Helfer in der Krankenpflege) akquiriert, um auch für diese Gruppe eine Validierung der Skala vornehmen zu können. Des Weiteren bietet dieses Vorgehen die Möglichkeit, für die Überprüfung der Prognosefähigkeit der Nurse-WIS validere Daten zu den Arbeitsunfähigkeitszeiten bzw. zur Langzeit-AU zu verwenden, da diese bei der Krankenkasse systematisch erfasst werden. Sollte sich in diesem Projekt die Nurse-WIS ebenfalls als zuverlässiges Screening-Instrument erweisen, könnte der Einsatz der Skala in Forschung, Evaluation und Praxis indirekt einen Beitrag leisten, den vorzeitigen Berufsausstieg von Pflegekräften zu vermeiden und dem erwarteten Pflegekräftemangel entgegenzuwirken. Somit könnte die Nurse-WIS einen hohen Stellenwert in der Prävention und Gesundheitsförderung einnehmen und den frühzeitigen Einsatz von geeigneten Maßnahmen gewährleisten.

5. Literatur

Akobeng AK (2007a) *Understanding diagnostic tests 3: Receiver operating characteristic curves.* Acta Paediatr 96, 644-647.

Akobeng AK (2007b) *Understanding diagnostic tests 1: sensitivity, specificity and predictive values.* Acta Paediatr 96, 338-341.

Ando S, Ono Y, Shimaoka M, Hiruta S, Hattori Y, Hori F & Takeuchi Y (2000) *Associations of self estimated workloads with musculoskeletal symptoms among hospital nurses. Occupational and environmental medicine* 57, 211-216.

Andrea H, Beurskens AJ, Metsemakers JF, van Amelsvoort LG, van den Brandt PA & Van Schayck CP (2003) *Health problems and psychosocial work environment as predictors of long term sickness absence in employees who visited the occupational physician and/or general practitioner in relation to work: a prospective study. Occup Environ.Med* 60, 295-300.

Andrews J, Manthorpe J & Watson R (2005) *Employment transitions for older nurses: a qualitative study. Journal of Advanced Nursing* 51, 298-306.

Bankhofer U (1995) *Unvollständige Daten- und Distanzmatrizen in der multivariaten Datenanalyse. Eul, Bergisch Gladbach.*

Behrens J, Horbach A & Müller R (2008) *Forschungsstudie zur Verweildauer in Pflegeberufen in Rheinland-Pfalz (ViPb). Martin-Luther-Universität Halle-Wittenberg, Medizinische Fakultät, Institut für Gesundheits- und Pflegewissenschaft, Mainz.*

Bender R (2001) *Interpretation von Effizienzmaßen der Vierfeldertafel für Diagnostik und Behandlung. Medizinische Klinik – Intensivmedizin und Notfallmedizin* 96, 116-121.

Bernard BP (1997) *Musculoskeletal Disorders and Workplace Factors - A Critical Review of Epidemiologic Evidence for Work-Related Musculoskeletal Disorders of the Neck, Upper Extremity, and Low Back. U.S. Department of Health and Human Services, Centers for Disease Control and Prevention.*

Bickel H (2001) *Life expectancy and the need for nursing care in Germany. Das Gesundheitswesen* 63, 9-14.

Blakeley JA & Ribeiro VE (2008) *Early retirement among registered nurses: contributing factors. Journal of Nursing Management* 16, 29-37.

Bödeker W & Zelen K (2008) *Frühindikatoren für Langzeit-Arbeitsunfähigkeit. Entwicklung eines Vorhersageinstruments für die Praxis in Betrieben und Krankenkassen. Iga Report* 14. BKK Bundesverband GbR, BGAG Institut Arbeit und Gesundheit der Deutschen Gesetzlichen Unfallversicherung & AOK-Bundesverband GbR.

Bortz J & Döring N (2006) *Forschungsmethoden und Evaluation für Human- und Sozialwissenschaftler, 4 edn. Springer, Heidelberg.*

Brambrink M, Rieger M & Heine U (2005) *Strategisches Controlling zur Berücksichtigung des soziodemographischen Wandels in einem sozialmedizinischen Dienst. Das Gesundheitswesen* 67, 117-119.

Brussig M & Stegmann T (2007) *Wer geht vorzeitig in Rente? Eine Analyse mit den Individualdaten des Versichertenrentenzugangs 2004. In Erfahrungen und Perspektiven. Bericht vom dritten Workshop des Forschungsdatenzentrums der Rentenversicherung (FDZ-RV) vom 26. bis 28. Juni 2006 in Bensheim. (Deutsche Rentenversicherung Bund, ed.), Vdw Gesellschaft für Medien und Kommunikation, Berlin,* 135-157.

Bühl A (2009) *PASW 18: Einführung in die moderne Datenanalyse [ehemals SPSS], 12 edn. Pearson Studium, München.*

Bühner M (2011) *Einführung in die Test- und Fragebogenkonstruktion, 3., aktualisierte Auflage edn. Pearson Studium.*

Bullinger M & Kichberger I (1998) *SF 36 – Fragebogen zum Gesundheitszustand. Handbuch für die deutschsprachige Fragebogenversion.* Hogrefe, Göttingen.

Bullinger M, Kirchberger I & Ware J (1995) *Der deutsche SF-36 Health Survey Übersetzung und psycho metrische Testung eines krankheitsübergreifenden Instruments zur Erfassung der gesundheitsbezogenen Lebensqualität.* Journal of Public Health 3, 21-36.

Bullinger M, Morfeld M, Kohlmann T, Nantke J, van den Bussche H, Dodt B, Dunkelberg S, Kirchberger I, Krüger-Bödecker A, Lachmann A, Lang K, Mathis C, Mittag O, Peters A, Raspe HH & Schulz H (2003) *SF-36 Health Survey in Rehabilitation Research. Findings from the North German Network for Rehabilitation Research, NVRF, within the rehabilitation research funding program.* Rehabilitation 42, 218-225.

Bundeskonferenz der Pflegeorganisationen (2006) *Brennpunkt Pflege. Ältere Arbeitnehmer/-innen in der Pflege. (Bundeskonferenz der Pflegeorganisationen & Kooperation von ADS und DBfK auf Bundesebene, eds.),* Göttinger Tageblatt GmbH & Co. KG, Göttingen.

Burton K & Waddell G (2004) *Risk factors for back pain. In The back pain revolution,* 2 edn, Churchill Livingstone, 91-113.

Byrns G, Reeder G, Jin G & Pachis K (2004) *Risk factors for work-related low back pain in registered nurses, and potential obstacles in using mechanical lifting devices.* Journal of occupational and environmental hygiene 1, 11-21.

Camerino D, Conway PM, Van der Heijden BI, Estryn-Behar M, Consonni D, Gould D & Hasselhorn HM (2006) *Low-perceived work ability, ageing and intention to leave nursing: a comparison among 10 European countries.* Journal of Advanced Nursing 56, 542-552.

Caruso CC & Waters TR (2008) *A review of work schedule issues and musculoskeletal disorders with an emphasis on the healthcare sector.* Industrial health 46, 523-534.

Coggan C, Norton R, Roberts I & Hope V (1994) *Prevalence of back pain among nurses.* N.Z Med J 107, 306-308.

Cronbach L (1951) *Coefficient alpha and the internal structure of tests.* Psychometrika 16, 297-334.

DAK-Unternehmen Leben (2010) *DAK Gesundheitsreport 2010. (DAK ed.)*

de Boer AG, van Beek JC, Durinck J, Verbeek JH & van Dijk FJ (2004) *An occupational health intervention programme for workers at risk for early retirement; a randomised controlled trial.* Occup Environ.Med 61, 924-929.

de Zwart BC, Frings-Dresen MH & van Dijk FJ (1995) *Physical workload and the aging worker: a review of the literature.* International archives of occupational and environmental health 68, 1-12.

Dietrich H (1995) *Befunde zu ausgewählten erwerbsbiografischen Aspekten von Pflegekräften in der stationären Altenpflege. In Berufseinmündung und Berufsverbleib von Altenpflegekräften in den ersten Berufsjahren. (Meifort B & Becker W, eds.),* Kuratorium Deutsche Altershilfe, Köln.

Dietz B (2001) *Entwicklung des Pflegebedarfs bis 2050: Kosten steigen schneller als erwartet.* Soziale Sicherheit 50, 2-9.

Engels JA, van der Gulden JW, Senden TF, Hertog CA, Kolk JJ & Binkhorst RA (1994) *Physical work load and its assessment among the nursing staff in nursing homes.* Journal of occupational medicine 36, 338-345.

Engels JA, van der Gulden JWJ, Senden TF & van't Hof B (1996) *Work related risk factors for muskulosceletal complaints in the nursing profession: results of a questionnaire survey.* Occupational and environmental medicine 53, 636-641.

Engkvist IL, Hjelm EW, Hagberg M, Menckel E & Ekenvall L (2000) *Risk indicators for reported over-exertion back injuries among female nursing personnel.* Epidemiology 11, 519-522.

Estryn-Behar M, Kaminski M, Peigne E, Maillard MF, Pelletier A, Berthier C, Delaporte MF, Paoli MC & Leroux JM (1990) *Strenuous working conditions and musculo-skeletal disorders among female hospital workers.* International archives of occupational and environmental health 62, 47-57.

Flieder M (2002) *Was hält Krankenschwestern im Beruf? Eine empirische Untersuchung zur Situation langjährig berufstätiger Frauen in der Krankenpflege, 1 edn. Mabuse-Verlag, Frankfurt am Main.*

Flothow A, Zeh A & Nienhaus A (2009) *Unspecific Back Pain – Basic Principles and Possibilites for Intervention from a Psychological Point of View. Das Gesundheitswesen 71, 845-856.*

Fochsen G, Josephson M, Hagberg M, Toomingas A & Lagerström M (2006) *Predictors of leaving nursing care: a longitudinal study among Swedish nursing personnel. Occupational and environmental medicine 63, 198-201.*

Freitag S, Ellegast R, Dulon M & Nienhaus A (2007) *Quantitative Measurement of Stressful Trunk Postures in Nursing Professions. The Annals of occupational hygiene 51, 385-395.*

Freitag S, Fincke-Junos I & Nienhaus A (2010) *Messtechnische Analyse von belastenden Körperhaltungen bei Pflegekräften – Vergleich zwischen einer geriatrischen Station und anderen Krankenhausstationen. In Gefährdungsprofile – Unfälle und arbeitsbedingte Erkrankungen in Gesundheitsdienst und Wohlfahrtspflege, 2 edn. (Nienhaus A, ed.), ecomed, Landsberg, Lech, 160-179.*

Friis K, Ekholm O, Hundrup YA, Obel EB & Gronbaek M (2007) *Influence of health, lifestyle, working conditions, and sociodemography on early retirement among nurses: the Danish Nurse Cohort Study. Scand.J.Public Health 35, 23-30.*

Garrett C (2008) *The effect of nurse staffing patterns on medical errors and nurse burnout. AORN journal 87, 1191-1204.*

Gesetz zur Anpassung der Regelaltersgrenze an die demografische Entwicklung und zur Stärkung der Finanzierungsgrundlagen der gesetzlichen Rentenversicherung (RV-Altersgrenzenanpassungsgesetz) vom 20. April 2007. *Bundesgesetzblatt 2007 Teil I, 554-575.*

Gilworth G, Bhakta B, Eyres S, Carey A, Chamberlain AM & Tennant A (2007) *Keeping nurses working: development and psychometric testing of the Nurse-Work Instability Scale (Nurse-WIS). Journal of Advanced Nursing 57, 543-551.*

Gilworth G, Carey A, Eyres S, Sloan J, Rainford B, Bodenham D, Neumann V & Tennant A (2006) *Screening for job loss: development of a work instability scale for traumatic brain injury. Brain Inj. 20, 835-843.*

Gilworth G, Chamberlain MA, Harvey A, Woodhouse A, Smith J, Smyth MG & Tennant A (2003) *Development of a work instability scale for rheumatoid arthritis. Arthritis Rheum. 49, 349-354.*

Gilworth G, Emery P, Barkham N, Smyth MG, Helliwell P & Tennant A (2009) *Reducing work disability in Ankylosing Spondylitis: development of a work instability scale for AS. BMC Musculoskelet. Disord. 10, 68.*

Gjesdal S & Bratberg E (2002) *The role of gender in long-term sickness absence and transition to permanent disability benefits. Results from a multiregister based, prospective study in Norway 1990-1995. Eur J Public Health 12, 180-186.*

Gjesdal S, Ringdal PR, Haug K & Maeland JG (2004) *Predictors of disability pension in long-term sickness absence: results from a population-based and prospective study in Norway 1994-1999. Eur.J Public Health 14, 398-405.*

Glaser J, Richter G, Lampert B & Weigl M (2007) *Belastungsscreening bei Altenpflegekräften. In Arbeitsschutz, Gesundheit und Wirtschaftlichkeit 14. Workshop 2007. (Bärenz P, Metz AM & Rothe HJ, eds.), Asanger Verlag, Kröning, 369-372.*

Grabbe Y, Nolting HD & Loos S (2005) *DAK-BGW Gesundheitsreport 2005. Stationäre Krankenpflege. Arbeitsbedingungen und Gesundheit von Pflegenden in Einrichtungen der stationären Krankenpflege in Deutschland vor dem Hintergrund eines sich wandelnden Gesundheitssystems. (DAK, BGW, eds.)*

Grabbe Y, Nolting HD, Loos S & Krämer K (2006) *DAK-BGW Gesundheitsreport 2006. Ambulante Pflege. Artbeitsbedingungen und Gesundheit in ambulanten Pflegediensten. (DAK, BGW, eds.)*

Gutenbrunner C & Glaesener J-J (2007) *Rehabilitation, Physikalische Medizin und Naturheilverfahren. Springer Medizin Verlag, Heidelberg*

Hackmann T (2010) *Entwicklung der professionellen Pflege vor dem Hintergrund des femografischen Wandels. In Gefährdungsprofile – Unfälle und arbeitsbedingte Erkrankungen in Gesundheitsdienst und Wohlfahrtspflege*, 2 edn. (Nienhaus A, ed.), ecomed, Landsberg, Lech, 96-112.

Harber P, Shimozaki S, Gardner G, Billet E, Vojtecky M & Kanim L (1987) *Importance of non-patient transfer activities in nursing-related back pain: II. Observational study and implications. Journal of occupational medicine 29*, 971-974.

Harkness JA & Schoua-Glusberg A (1998) *Questionnaires in Translation. In Cross-Cultural Survey Equivalence. (Harkness JA, ed.), ZUMA*, Mannheim, 87-126.

Harling M, Schablon A & Nienhaus A (2010a) *Abgeschlossene medizinische Rehabilitationen und Erwerbsminderungsrenten bei Pflegepersonal im Vergleich zu anderen Berufsgruppen. In Gesundheit, Migration und Einkommensgleichheit. Bericht vom siebten Workshop des Forschungsdatenzentrums der Rentenversicherung (FDZ-RV) im Wissenschaftszentrum Berlin für Sozialforschung (WZB) – Band 55/2010. (Deutsche Rentenversicherung Bund, ed.)* Berlin, 72-85.

Harling M, Milles D & Nienhaus A (2010b) *Validierung der Nurse-Work Instability Scale (Nurse-WIS). Zentralblatt für Arbeitsmedizin, Arbeitsschutz und Ergonomie 60*, 312-313.

Hartmann B & Spallek M (2009) *Arbeitsbezogene Muskel-Skelett-Erkrankungen – Eine Gegenstandsbestimmung. Arbeitsmedizin Sozialmedizin Umweltmedizin 44*, 423-436.

Hasselhorn HM & Freude G (2007) *Der Work Ability Index – ein Leitfaden. Wirtschaftsverlag NW Verlag für neue Wissenschaft GmbH*, Dortmund, Berlin, Dresden.

Hasselhorn HM, Müller BH, Tackenberg P, Kümmerling A & Simon M (2005) *Berufsausstieg bei Pflegepersonal – Arbeitsbedingungen und beabsichtigter Berufsausstieg bei Pflegepersonal in Deutschland und Europa. Wirtschaftsverlag NW Verlag für neue Wissenschaft GmbH*, Dortmund, Berlin, Dresden.

Hasselhorn HM, Tackenberg P & Müller BH (2003a) *Working conditions and intent to leave the profession among nursing staff in Europe.* University of Wuppertal.

Hasselhorn HM, Tackenberg P & Muller BH (2003b) *Vorzeitiger Berufsausstieg aus der Pflege in Deutschland als zunehmendes Problem für den Gesundheitsdienst – eine Übersichtsarbeit. Das Gesundheitswesen 65*, 40-46.

Hasselhorn HM, Tackenberg P & Peter R (2004) *Effort-reward imbalance among nurses in stable countries and in countries in transition. International journal of occupational and environmental health 10*, 401-408.

Hautzinger M & Bailer M (1993) *Allgemeine Depressionsskala (ADS), 1 edn. Beltz Test GmbH*, Göttingen.

Hien W & Bödecker W (2008) *Frühberentung als Folge gesundheitsgefährdender Arbeitsbedingungen? Beiträge zum Stand der wissenschaftlichen Diskussion – BKK Bundesverband – Fb – 0035. Wirtschaftsverlag NW, Verlag für neue Wissenschaften*, Bremerhaven.

Hofmann F, Stossel U, Michaelis M, Nübling M & Siegel A (2002) *Low back pain and lumbagosciatica in nurses and a reference group of clerks: results of a comparative prevalence study in Germany. International archives of occupational and environmental health 75*, 484-490.

Hofmann W & Schwartz FW (1992) *Public Health: Gesundheitspolitik und akademische Disziplin – Entwicklung in den alten Bundesländern. In Jahrbuch für kritische Medizin – Wer oder was ist „Public Health"?, 18 edn, Argument-Sonderband*, Hamburg, 6-24.

Hoogendoorn WE, van Poppel MN, Bongers PM, Koes BW & Bouter LM (2000) *Systematic review of psychosocial factors at work and private life as risk factors for back pain. Spine 25*, 2114-2125.

Hosmer D & Lemeshow S (2000) *Applied logistic regression, 2 edn. Wiley & Sons*, New York.

Hurrelmann K, Klotz T & Haisch J (2010) *Krankheitsprävention und Gesundheitsförderung. In Lehrbuch Prävention und Gesundheitsförderung, 3. edn. (Hurrelmann K, Klotz T & Haisch J, eds.), Huber*, Bern, 13-23.

Ilmarinen J & Tuomi K (2004) *Past, present and future of work ability. In Past present and Future of Work Ability - People and Work Research Report 65. (Ilmarinen J & Lehtinen S, eds.), Finnish Institute of Occupational Health*, Helsinki, 1-25.

Institut für Arbeitsmarkt- und Berufsforschung der Bundesagentur für Arbeit (IAB) (2012) *Berufe im Spiegel der Statistik. http://bisds.infosys.iab.de/bisds/faces/Start.jsp, (Institut für Arbeitsmarkt- und Berufsforschung für Arbeit, ed.) Stand: 15.01.2012*

Isfort M, Weidner F, Kraus S, Nienhaus A, Köster VH & Gehlen D (2010) *Pflege-Thermometer 2009 – Der Pflegemangel im Krankenhaus wird chronisch. Die Schwester Der Pfleger 49, 1-9.*

Joost A, Kipper J & Tewolde T (2009) *Berufsverläufe von Altenpflegerinnen und Altenpflegern. Frankfurt am Main.*

Josephson M, Hagberg M & Hjelm EW (1996) *Self-reported physical exertion in geriatric care. A risk indicator for low back symptoms? Spine 21, 2781-2785.*

Josephson M, Lindberg P, Voss M, Alfredsson L & Vingard E (2008) *The same factors influence job turnover and long spells of sick leave--a 3-year follow-up of Swedish nurses. European journal of public health 18, 380-385.*

Kivimaki M, Vanhala A, Pentti J, Lansisalmi H, Virtanen M, Elovainio M & Vahtera J (2007) *Team climate, intention to leave and turnover among hospital employees: prospective cohort study. BMC Health Services Research 7, 170.*

Knibbe JJ & Friele RD (1996) *Prevalence of back pain and characteristics of the physical workload of community nurses. Ergonomics 39, 186-198.*

Kromark K, Dulon M & Nienhaus A (2008) *Gesundheitsindikatoren und Präventionsverhalten bei älteren Beschäftigten in der Altenpflege. Das Gesundheitswesen 70, 137-144.*

Kromark K, Rojahn K & Nienhaus A (2005) *Bandscheibenbedingte Erkrankungen der Lendenwirbelsäule bei Krankenschwestern. Evaluation des Rückenkollegs für Beschäftige im Gesundheitswesen. Trauma Berufskrankh 7, 67–72*

Kuhnert S & Nienhaus A (2010) *Burnout bei Altenpflegekräften – Prävalenz, Ursachen und Interventionsansätze. In Gefährdungsprofile – Unfälle und arbeitsbedingte Erkrankungen in Gesundheitsdienst und Wohlfahrtspflege, 2 edn. (Nienhaus A, ed.), ecomed, Landsberg, Lech, 129-159.*

Laaksonen M, Pitkaniemi J, Rahkonen O & Lahelma E (2010) *Work arrangements, physical working conditions, and psychosocial working conditions as risk factors for sickness absence: Bayesian analysis of prospective data. Ann.Epidemiol. 20, 332-338.*

Lagerström M, Hansson T & Hagberg M (1998) *Work-related low-back problems in nursing. Scandinavian journal of work, environment & health 24, 449-464.*

Langballe EM, Innstrand ST, Hagtvet KA, Falkum E & Gjerlow AO (2009) *The relationship between burnout and musculoskeletal pain in seven Norwegian occupational groups. Work 32, 179-188.*

Lee YH & Chiou WK (1995) *Ergonomic analysis of working posture in nursing personnel: example of modified Ovako Working Analysis System application. Research in nursing & health 18, 67-75.*

Leidl R (2003) *Die Ausgaben für Gesundheit und ihre Finanzierung. In Das Public Health Buch, 2. edn. (Schwartz FW, ed.), Urban & Fischer Verlag, München, 349-366.*

Linton SJ & Andersson T (2000) *Can chronic disability be prevented? A randomized trial of a cognitive-behavior intervention and two forms of information for patients with spinal pain. Spine 25, 2825-2831.*

Linton SJ, Hellsing AL & Andersson D (1993) *A controlled study of the effects of an early intervention on acute musculoskeletal pain problems. Pain 54, 353-359.*

Linton SJ & Nordin E (2006) *A 5-year follow-up evaluation of the health and economic consequences of an early cognitive behavioral intervention for back pain: a randomized, controlled trial. Spine (Phila Pa 1976.) 31, 853-858.*

Lipscomb JA, Trinkoff AM, Geiger-Brown J & Brady B (2002) *Work-schedule characteristics and reported musculoskeletal disorders of registered nurses. Scand.J Work Environ.Health 28, 394-401.*

Little RJA & Rubin DB (2002) *Statistical Analysis with Missing Data, 2 edn. Wiley-Interscience, New York.*

Marras WS, Davis KG, Kirking BC & Bertsche PK (1999) *A comprehensive analysis of low-back disorder risk and spinal loading during the transferring and repositioning of patients using different techniques.* Ergonomics 42, 904-926.

McHugh MD, Kutney-Lee A, Cimiotti JP, Sloane DM & Aiken LH (2011) *Nurses' widespread job dissatisfaction, burnout, and frustration with health benefits signal problems for patient care.* Health Aff.(Millwood.) 30, 202-210.

Menzel NN (2004) *Back pain prevalence in nursing personnel: measurement issues.* Official journal of the American Association of Occupational Health Nurses 52, 54-65.

Milles D (1998) *Übergang in die Individualität als Bilanzierung gesundheitlicher Belastungen im Lebensverlauf – Historische Tendenzen. In Was prägt Berufsbiographien? Lebenslaufdynamik und Institutionenpolitik. (Beiträge zur Arbeitsmarkt- und Berufsforschung, 215). (Blaschke D, Engelbrech G, Walter H & Dressel W, eds.)* Nürnberg, 244-264.

Mittag O, Meyer T, Glaser-Moller N, Matthis C & Raspe H (2006) *Predicting gainful employment in a population sample of 4225 statutory pension insurance members covering a prognostic period of five years using a brief subjective prognostic employment scale (SPE Scale).* Das Gesundheitswesen 68, 294-302.

Mittag O & Raspe H (2003) *A brief scale for measuring subjective prognosis of gainful employment: findings of a study of 4279 statutory pension insurees concerning reliability (Guttman scaling) and validity of the scale.* Rehabilitation 42, 169-174.

Nelson A, Fragala G & Menzel N (2003) *Myths and facts about back injuries in nursing.* Am.J.Nurs. 103, 32-40.

Neuhauser H, Ellert U & Ziese T (2005) *Chronic back pain in the general population in Germany 2002/2003: prevalence and highly affected population groups.* Das Gesundheitswesen 67, 685-693.

Nienhaus A (2005) *Unfälle bei Berufskrankheiten im Jahr 2002. In Gefährdungsprofile – Unfälle und arbeitsbedingte Erkrankungen in Gesundheitsdienst und Wohlfahrtspflege, 1 edn. (Nienhaus A, ed.), ecomed Medizin, Landsberg/Lech, 14-34.*

Nienhaus A (2010) *Einführung – Praxisorientierte berufsgenossenschaftliche Forschung. In Gefährdungsprofile - Unfälle und arbeitsbedingte Erkrankungen in Gesundheitsdienst und Wohlfahrtspflege, 2 edn. (Nienhaus A, ed.), ecomed, Landsberg, Lech, 9-12.*

Nübling M, Stößel U, Hasselhorn HM, Michaelis M & Hofmann F (2005) *Methoden zur Erfassung psychischer Belastungen - Erprobung eines Messinstrumentes (COPSOQ). Wirtschaftsverlag NW, Verlag für neue Wissenschaften, Dortmund, Berlin, Dresden.*

Nübling M, Stössel U, Hasselhorn HM, Michaelis M & Hofmann F (2006) *Measuring psychological stress and strain at work - Evaluation of the COPSOQ Questionnaire in Germany.* Psychosoc.Med 3, Doc05.

Pattani S, Constantinovici N & Williams S (2001) *Who retires early from the NHS because of ill health and what does it cost? A national cross sectional study.* BMJ (Clinical research ed.) 322, 208-209.

Pattani S, Constantinovici N & Williams S (2004) *Predictors of reemployment and quality of life in NHS staff one year after early retirement because of ill health; a national prospective study.* Occupational and environmental medicine 61, 572-576.

Pearson CAL (1991) *An Assessment of Extrinsic Feedback on Participation, Role Perceptions, Motivation, and Job Satisfaction in a Self-Managed System for Monitoring Group Achievement.* Human Relations 44, 517-537.

Rechtsquellen der Kassenärztlichen Bundesvereinigung (2006) *Richtlinien des Gemeinsamen Bundesausschusses über die Beurteilung der Arbeitsunfähigkeit und die Maßnahmen zur stufenweisen Wiedereingliederung (Arbeitsunfähigkeits-Richtlinien) nach § 92 Abs. 1 Satz 2 Nr. 7 SGB V in der Fassung vom 1. Dezember 2003, veröffentlicht im Bundesanzeiger Nr. 61 (S. 6501) vom 27. März 2004 zuletzt geändert am 19. September 2006. Bundesanzeiger 7356.*

Rehfeld UG (2006) *Gesundheitsbedingte Frühberentung. Gesundheitsberichterstattung des Bundes. Heft 30. (Robert Koch Institut ed.), Berlin.*

Rosenbrock R & Gerlinger T (2006) *Präventionspolitik. In Gesundheitspolitik – Eine systematische Einführung, 2 edn, Verlag Hans Huber, Bern, 59-98.*

Schafer JL & Graham JW (2002) *Missing data: our view of the state of the art. Psychol.Methods 7, 147-177.*

Schwarzer G, Türp JC & Antes G (2001) *Sensitivität und Spezifität: Auswirkung der Wahl des Trenn-punktes. Deutsche zahnärztliche Zeitschrift 56, 446-447.*

Seidler A, Liebers F & Latza U (2008) *Prevention of low back pain at work. Bundesgesundheitsblatt. Gesundheitsforschung.Gesundheitsschutz. 51, 322-333.*

Siegrist J & Rödel A (2005) *Arbeitsbelastungen im Altenpflegeberuf unter besonderer Berücksichtigung der Wiedereinstiegsproblematik – Zusammenfassung der Ergebnisse der Literaturrecherche und bibliographische Hinweise. In Machbarkeitsstudie – Gesunder Wiedereinstieg in den Alten-pflegeberuf. (Kowalski J & Pauli G, eds.), Institut für Betriebliche Gesundheitsförderung BGF GmbH, Köln, 1-36.*

Simon M, Tackenberg P, Hasselhorn HM, Kümmerling A, Büscher A & Müller BH (2005) *Auswertung der ersten Befragung der Next-Studie in Deutschland. Universität Wuppertal, http://www.next. uni-wuppertal.de.*

Sluiter JK, Rest KM & Frings-Dresen MH (2001) *Criteria document for evaluating the work-relatedness of upper-extremity musculoskeletal disorders. Scand.J.Work Environ.Health 27 Suppl 1, 1-102.*

Sozialgesetzbuch II (SGB II) (2011): *Grundsicherung für Arbeitssuchende – (Artikel 1 des Gesetzes vom 24. Dezember 2003, BGBl. I S. 2954), Kapitel 2 – Anspruchsvoraussetzungen, § 8 Erwerbsfähigkeit, Abs. 1., 4 edn., 12.*

Stadler P & Spieß E (2009) *Arbeit-Psyche-Rückenschmerzen. Einflussfaktoren und Präventions-möglichkeiten. Arbeitsmedizin Sozialmedizin Umweltmedizin 44, 68-76.*

Statistische Ämter des Bundes und der Länder (2010) *Demografischer Wandel in Deutschland. Heft 2. Auswirkungen auf Krankenhausbehandlungen und Pflegebedürftige im Bund und in den Ländern. (Statistische Ämter des Bundes und der Länder ed.), Wiesbaden.*

Statistisches Bundesamt (2007) *Pflegestatistik 2005 – Pflege im Rahmen der Pflegeversicherung Deutschlandergebnisse. (Statistisches Bundesamt, Gruppe Soziales eds.), Wiesbaden.*

Statistisches Bundesamt (2009) *Bevölkerung in Deutschland bis 2060 – 12. Koordinierte Bevölke-rungsvorausberechnung. (Statistisches Bundesamt ed.), Wiesbaden.*

Trinkoff AM, Lipscomb JA, Geiger-Brown J & Brady B (2002) *Musculoskeletal problems of the neck, shoulder, and back and functional consequences in nurses. Am.J Ind.Med 41, 170-178.*

Tullar JM, Brewer S, Amick BC, III, Irvin E, Mahood Q, Pompeii LA, Wang A, Van ED, Gimeno D & Evanoff B (2010) *Occupational safety and health interventions to reduce musculoskeletal symp-toms in the health care sector. J.Occup.Rehabil. 20, 199-219.*

Tuomi K (1998) *Work ability index. Finnish Institute of Occupational Health, Helsinki.*

Ueberschär I & Heipertz W (2002) *Zur Leistungsfähigkeit älterer Arbeitnehmer aus arbeits- und sozial-medizinischer Sicht. Arbeitsmedizin Sozialmedizin Umweltmedizin 37, 490-497.*

Ulich E (2005) *Arbeitspsychologie, 6 edn. Schäffer-Poeschel, Stuttgart.*

van Oostrom SH, Driessen MT, de Vet HC, Franche RL, Schonstein E, Loisel P, van Mechelen W & Anema JR (2009) *Workplace interventions for preventing work disability. Cochrane.Database.Syst. Rev. CD006955.*

Videman T, Ojajarvi A, Riihimaki H & Troup JD (2005) *Low back pain among nurses: a follow-up begin-ning at entry to the nursing school. Spine (Phila Pa 1976.) 30, 2334-2341.*

Waddell G (2006) *Preventing incapacity in people with musculoskeletal disorders. Br.Med Bull. 77-78, 55-69.*

Wendeler D, Dulon M & Nienhaus A (2010) *Unfälle und Berufskrankheiten im Jahr 2008 bei der Berufsgenossenschaft für Gesundheitsdienst und Wohlfahrtspflege. In Gefährdungsprofile – Unfälle und arbeitsbedingte Erkrankungen in Gesundheitsdienst und Wohlfahrtspflege, 2 edn. (Nienhaus A, ed.)*, ecomed, Landsberg, Lech, 13-30.

Wirtz M (2004) *On the problem of missing data: How to identify and reduce the impact of missing data on findings of data analysis.* Rehabilitation 43, 109-115.

Zimber A (1998) *Beanspruchung und Stress in der Altenpflege: Forschungsstand und Forschungs-perspektiven.* Zeitschrift für Gerontologie und Geriatrie 31, 417-425.

Zimber A, Albrecht A & Weyerer S (2000) *Die Beanspruchung in der stationären Altenpflege.* Pflege aktuell 54, 272-275.

Anhang A:

Stratifizierte Analyse zur Erwerbsfähigkeit nach einer Rehabilitation aufgrund einer Muskel-Skelett-Erkrankung

Darstellung des Confounding-Effekts durch die Berufliche Stellung bei der Analyse des Zusammenhangs zwischen den Berufsgruppen und der eingeschränkten Erwerbsfähigkeit nach einer Rehabilitation aufgrund von Muskel-Skelett-Erkrankungen (MSE).

Tabelle A 1   Erwerbsfähigkeit nach einer Rehabilitation aufgrund von MSE in der Gruppe der „Angestellten, Beamten, Selbstständigen"

	Kranken-pfleger/ Hebammen	Kranken-pflegehelfer/ Sanitäter	Alten- und Sozial-pfleger	Andere Berufs-gruppen	p-Wert
Voll erwerbsfähig (≥6 Std. pro Tag)	84,4%	75,1%	78,7%	91,1%	
Eingeschränkt erwerbs-fähig (<6 Std. pro Tag)	15,6%	24,9%	21,3%	8,9%	<0,001*

Chi^2 nach Pearson p<0,001.
Die Darstellung der Straten für die Kategorien der Beruflichen Stellung „Arbeiter (ungelernt)" und „Facharbeiter, Meister" war nicht möglich, da in diesen Gruppen keine Krankenpfleger/ Hebammen enthalten waren.
Quelle: SUFRSDQJo6B, eigene Berechnungen.

Anhang B:

Reliabilitätsanalyse der Nurse-Work Instability Scale

Tabelle B 1   Schwierigkeitsindex und Trennschärfe der Einzel-Items der Nurse-WIS zur Reliabilitätsprüfung

Einzel-Items der Nurse-WIS	Schwierigkeitsindex P	Trennschärfe *rjt*
Item 1	34,1 (135)	0,575
Item 2	44,4 (176)	0,545
Item 3	86,9 (344)	0,233
Item 4	67,2 (266)	0,540
Item 5	22,5 (89)	0,471
Item 6	32,1 (127)	0,622
Item 7	41,2 (163)	0,453
Item 8	43,4 (172)	0,356
Item 9	47,0 (186)	0,588
Item 10	78,5 (311)	0,464
Item 11	68,9 (273)	0,491
Item 12	60,1 (238)	0,670
Item 13	23,5 (93)	0,604
Item 14	30,3 (120)	0,486
Item 15	51,8 (205)	0,520
Item 16	13,6 (54)	0,444
Item 17	33,8 (134)	0,357
Item 18	44,4 (176)	0,397
Item 19	32,6 (129)	0,615
Item 20	13,4 (53)	0,296
Item 21	63,4 (251)	0,548
Item 22	39,1 (155)	0,526

Item 23	81,3 (322)	0,442
Item 24	53,8 (213)	0,590
Item 25	49,5 (196)	0,709
Item 26	38,4 (152)	0,547
Item 27	36,9 (146)	0,661
Item 28	48,5 (192)	0,671
Item 29	52,5 (208)	0,639
Item 30	81,1 (321)	0,486

Abkürzungen

95%CI	95% Konfidenzintervall
ADS	Allgemeine Depressionsskala
AU-Tage	Arbeitsunfähigkeitstage
COPSOQ	Copenhagen Psychosocial Questionnaire
DEÜV	Datenerfassungs- und -übermittlungsverordnung
EM-Rente	Erwerbsminderungsrente
FDZ-RV	Forschungsdatenzentrum der Rentenversicherung
IQR	Interquartilsabstand (interquartile range)
Langzeit-AU	Langzeit-Arbeitsunfähigkeit
MSE	Muskel-Skelett-Erkrankungen
Nurse-WIS	Nurse-Work Instability Scale
OR	Odds Ratio
ROC-Kurve	Receiver-Operating-Characteristic-Kurve
SD	Standardabweichung (standard deviation)
SF-12	Gesundheitsbezogene Lebensqualität
SPE	Subjektive Prognose der Erwerbsfähigkeit
SUF	Scientific Use File
WAI	Work Ability Index
WI	Work Instability